高次脳機能障害者の自動車運転再開とリハビリテーション 2

蜂須賀研二・編著
門司メディカルセンター院長
産業医科大学名誉教授

金芳堂

◆ 執筆者 (執筆順)

蜂須賀研二	門司メディカルセンター 院長／産業医科大学 名誉教授
三村　將	慶應義塾大学医学部精神・神経科 教授
出江紳一	東北大学大学院医工学研究科リハビリテーション医工学分野／同医学系研究科肢体不自由学分野 教授
杉山　謙	東北大学大学院医学系研究科肢体不自由学分野 助教
中島八十一	国立障害者リハビリテーションセンター 学院長
岡﨑哲也	産業医科大学若松病院リハビリテーション科 講師
佐伯　覚	産業医科大学リハビリテーション医学講座 教授
白山靖彦	徳島大学大学院医歯薬学研究部地域医療福祉学分野 教授
江上喜朗	(株) 南福岡自動車学校 代表取締役社長
松永勝也	一般社団法人安全運転推進協会 代表理事／九州大学 名誉教授
宮崎　渉	(株) 南福岡自動車学校 教習指導員
藤田佳男	目白大学保健医療学部作業療法学科 准教授
山田恭平	北海道千歳リハビリテーション学院作業療法学科
長江和彦	富山県高志リハビリテーション病院作業療法科
吉野　修	富山県高志リハビリテーション病院リハビリテーション科 医長
藤井　彰	(株) おんが自動車学校指導部 次長
飯田真也	産業医科大学若松病院リハビリテーション部 主任
酒井英顕	岡山リハビリテーション病院リハビリテーション部
横山喜孝	(株) 岡山自動車教習所検定課 課長
加藤德明	産業医科大学リハビリテーション医学講座 助教
合志和晃	九州産業大学情報科学部 教授

目次

- ◆ 出版にあたって ……………………………………………………（蜂須賀研二） 4
- ◆ 特別寄稿　認知症と自動車運転 …………………………………（三村　將） 7

第Ⅰ部　自動車運転再開に必要な基礎知識

| 1 | 外傷性脳損傷 ………………………………………………（杉山　謙・出江紳一） 14
| 2 | 高次脳機能障害 ……………………………………………………（中島八十一） 24
| 3 | 神経心理学的検査 …………………………………………………（岡﨑哲也） 36
| 4 | 就労と社会参加 ……………………………………………………（佐伯　覚） 44
| 5 | 支援体制 ……………………………………………………………（白山靖彦） 52

第Ⅱ部　自動車教習所の役割と連携

- 6　自動車教習所の評価判定の実際および自動車教習所が医療機関に求めること
  ………………………………………………（江上喜朗・松永勝也・宮崎　渉） 64
- 7　自動車教習所と医療機関の連携 …………………………………（藤田佳男） 69
- 8　医療機関の実際── 札幌秀友会病院の取り組み ………………（山田恭平） 74
- 9　脳障害者に対する自動車運転再開の支援── 富山県高志リハビリテーション病院での取り組み
  ………………………………………………………（長江和彦・吉野　修） 79
- 10　自動車教習所との連携 ……………………………………（藤井　彰・飯田真也） 83
- 11　対象者・家族に何が提供できるのか？── 岡山自動車教習所と岡山リハビリテーション病院の連携
  ………………………………………………………（酒井英顕・横山喜孝） 88
- 12　机上課題と実車評価 ………………………………………（吉野　修・加藤徳明） 93

第Ⅲ部　研究および開発

- 13　簡易自動車運転シミュレーター（SiDS）の使用方法 ……（合志和晃・加藤徳明） 98
- 14　自動車運転再開の指針と判断基準案
  ………………………………（蜂須賀研二・佐伯　覚・松永勝也・加藤徳明・飯田真也） 104

出版にあたって

　この出版物は,「高次脳機能障害者の自動車運転再開とリハビリテーション」に関する研究班の研究事業の一環として,2014年4月から2015年3月までの成果に基づき刊行する.

　近年,リハビリテーション医療分野では,外傷性脳損傷や脳卒中の既往のある者が社会復帰の一手段として自動車運転再開を希望し,リハビリテーション医療関係者に相談する事例が増えている.それぞれの病院は工夫をして評価や指導をして何らかの対応を試みているが,全国のリハビリテーション医療関係者が共通に使用できる,あるいは参考にすることができる判断基準は未確立であった.産業医科大学リハビリテーション医学講座でも,1990年代より自動車運転再開のリハビリテーションや判断基準作りの取り組みを開始し,2013年4月より日本損害保険協会の自賠責運用益拠出事業として3年計画で「高次脳機能障害者の自動車運転再開とリハビリテーション」に関する研究事業を実施することにした.研究班の体制は,厚生労働省科学研究費「高次脳機能障害支援研究班」班長の中島八十一先生を顧問とし,高次脳機能障害者の自動車運転に関する臨床研究に取り組んでいる専門家の方々を班員にした.

顧　　　　問：国立障害者リハビリテーションセンター学院長 中島八十一（医師）
代 表 研 究 者：独立行政法人労働者健康福祉機構九州労災病院 門司メディカルセンター院長／産業医科大学名誉教授 蜂須賀研二（医師）
副代表研究者：産業医科大学リハビリテーション医学 教授 佐伯覚（医師）
　　　　　　　九州大学名誉教授 松永勝也（認知科学者）
分 担 研 究 者：産業医科大学リハビリテーション医学 助教 加藤徳明*（医師），松田康父美（大学院生，医師）
　　　　　　　産業医科大学若松病院リハビリテーション科 講師 岡﨑哲也
　　　　　　　産業医科大学若松病院リハビリテーション部 主任 飯田真也*（作業療法士）
　　　　　　　産業医科大学産学連携・知的財産 講師 橋本正治（コーディネイター）
　　　　　　　九州産業大学情報科学部 教授 合志和晃（情報工学者），助手 林政樹（情報工学者）
　　　　　　　福井総合病院リハビリテーション科 部長 小林康孝（医師）
　　　　　　　富山県高志リハビリテーション病院リハビリテーション科 医長 吉野修（医師）
　　　　　　　目白大学保健医療学部 准教授 藤田佳男（作業療法士）
　　　　　　　北海道千歳リハビリテーション学院作業療法学科 山田恭平（作業療法士）
　　　　　　　井野辺病院リハビリテーション部 課長 加藤貴志（作業療法士）

横浜市総合リハビリテーションセンター理学作業療法課 西則彦（作業療法士）

千葉県千葉リハビリテーションセンターリハビリテーション療法部 副部長 小倉由紀（作業療法士）

（＊は事務局幹事）

この研究班の活動として，1）高次脳機能障害者の自動車運転再開に関する調査研究，2）簡易自動車運転シミュレーターの市販モデル開発，3）「自動車運転再開とリハビリテーションに関する研究会」を開催して情報発信，4）高次脳機能障害者の自動車運転再開とリハビリテーションに関する基準作成，を目標として掲げた．

1）の自動車運転再開に関する調査研究では，研究班に所属する研究者はそれぞれ調査研究を実施し，自動車運転再開とリハビリテーションに関する研究会，あるいは日本リハビリテーション医学会，その他の関連学会にて講演や研究発表を行い，さらに研究班として多施設共同研究を実施した．多施設共同研究では，研究班の定めた「指針と判断基準案」と「簡易自動車運転シミュレーター（SiDS）」を用いた医学的評価，さらに自動車教習所の実車教習，これらをもとに総合的に自動車運転再開可能と判断できれば，公安委員会の運転適性相談や臨時適性検査を受ける手順を定めた．なお，運転適性相談や臨時適性検査を受けるタイミングは都道府県により若干相違があるので，現地の公安委員会の指示に従うものとする．研究班の定めた指針と判断基準案，SiDS，実車教習等に関しては，本書のなかで担当した研究者に解説していただく．この多施設共同研究の成果は，2016年3月までに中間報告を行い，2017年末までには最終報告を行う予定である．

2）SiDSの市販モデル開発に関しては，2006年よりKM式安全運転助言検査（松永勝也）を自動車運転シミュレーターとして試用し，2009年にSiDSを開発して市販モデルの準備を進めてきた．現在，進行中である多施設共同研究の途中経過を参考にしてSiDSに改良を加え，2015年6月までには市販モデルを竹井機器工業と新潟通信機より販売する計画である．SiDSの基本概念は，医療機関が特別な資金を用意しなくても購入できる程度の価格とし，病院リハビリテーション科診察室や作業療法室に簡単に設置できる小型サイズで，医師，作業療法士，検査技師が簡単に操作でき，測定値はシステムに保存されている標準値と照合して自動的に正常域と異常域の判別を行い，運転再開可否の医学的判断を支援する装置である．

3）自動車運転再開とリハビリテーションに関する研究会の開催は，第一回は2013年10月5日（土）13：00〜17：00，JR小倉駅近隣の北九州国際会場で開催した．当初は200人程度の参加を想定していたが予想をはるかに上回る450人の参加があり，急遽ロビーと会議室2部屋を追加しケーブル中継をするほどの盛況であった．第二回は2014年10月27日に同会場で開催し540人の参加があり，医療関係者は自動車運転再開の問題に頭を悩ませていたことが体感できた．なお，第三回は2015年10月17日に同会場で開催を予定している．

情報発信に関しては，蜂須賀研二（編著）で「高次脳機能障害者の自動車運転再

開とリハビリテーション 1」を金芳堂より 2014 年 5 月に,「高次脳機能障害者の自動車運転再開とリハビリテーション 2」を 2015 年 5 月に発刊する.研究会での発表内容や研究班の成果は,広く公開して医療福祉関係者や患者・家族に還元すべきと考えている.

　この第 2 巻では,自動車運転再開に関与する医療・福祉・行政および自動車教習所の関係者にとって必要な基礎知識として,外傷性脳損傷(杉山謙,出江紳一),高次脳機能障害(中島八十一),神経心理学検査(岡﨑哲也),就労と社会参加(佐伯覚),支援体制(白山靖彦)を取り上げた.次に自動車教習所や医療機関の自動車運転再開に果たす役割と連携の実際に関して,現場の取り組みをそれぞれ述べていただき,最後に,研究班の立場から SiDS の使用方法(合志和晃,加藤徳明),自動車運転再開の指針と判断基準案(蜂須賀研二,佐伯覚,松永勝也,加藤徳明,飯田真也)を解説した.なお,精神科医として認知症患者の運転に関してわが国を牽引してこられた慶應義塾大学三村將教授に「認知症と自動車運転」の特別寄稿をお願いした.

　4) 高次脳機能障害者の自動車運転再開の基準に関しては,指針と判断基準案を公表できる段階となった.現在進行中の多施設共同研究の経過や現場の方々のご意見を参考にし,さらなる検討を加えてこの研究事業が終了する 2016 年 3 月までに,中間報告ができるように準備を進めていく予定である.

　最後に,短い期間にもかかわらず執筆していただいた方々に深謝する.

2015 年　春
　　「高次脳機能障害者の自動車運転再開とリハビリテーション」に関する研究班
　　　　代表研究者　門司メディカルセンター院長／産業医科大学名誉教授
　　　　　　　　　　蜂須賀研二

特別寄稿

認知症と自動車運転

二村 將 | 慶應義塾大学医学部精神神経科学教室

1 はじめに

　日本では2030年には約3人に1人が65歳以上という超高齢社会が到来すると予測されている．高齢者の人口増加に伴い，高齢者の自動車免許保有者も年々増加しており，2010年度末の時点で65歳以上の人口の40%強が免許を保有し，免許保有者数全体の15%強を占める．車を運転することが生活習慣化している団塊の世代が高齢者となってきているため，この比率はさらに増えていくと予測される．

　一方で，近年自動車による死亡事故者は1995年には10,000人を超えていたが，以降減少の一途をたどり，2010年には5,000人を下回っている．これは自動車の安全性能の向上や，法規制の強化に伴うドライバーの意識の変化など，各所の努力によるところが大きい．しかしながら，65歳以上の高齢者の交通事故死者数は，2010年には交通事故死者数の全体の50.4%と，統計が残る1967年以降で最も高くなっており，社会問題となっている．

　高齢者の自動車運転におけるひとつの大きな問題点は，認知症の存在である．自動車運転に伴い，高速道路の逆走など，危険運転や重大事故の背景に認知症があることも徐々に明らかになっており，これらの問題への対応が急務となっている．本章では，高齢ドライバーの運転安全性の問題について，認知症の運転能力とその対応という観点から概説する．

2 認知症の診断と自動車免許に関する法的規制

　認知症性疾患に関しては，道路交通法の運用基準は病名（認知症の種類）に基づき運転の可否を判断する形になっている．道路交通法では認知症を3つに大別して対応を記しており，アルツハイマー病・血管性認知症・レビー小体型認知症・前頭側頭型認知症の四大認知症のいずれかと診断されれば重症度にかかわらず，絶対的欠格事由として免許交付の拒否または取り消しの対象となる（図1)[1]．

　一方，その他の認知症においては，回復可能な認知症と判断された場合は取り消しにはならない．回復可能な認知症が何を指すかに関しては，道路交通法上はそれ以上の説明がなされていないが，筆者の私見では，正常圧水頭症，慢性硬膜下血腫，甲状腺機能低下症などの治療可能な認知症

特別寄稿

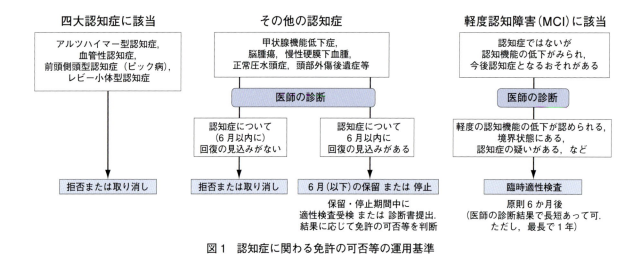

図1 認知症に関わる免許の可否等の運用基準

（treatable dementia）以外に，脳血管障害や頭部外傷による高次脳機能障害，せん妄や一過性の認知障害なども含まれると考える．また，認知症の前段階とみなしうる軽度認知障害（mild cognitive impairment：MCI）は免許の継続はできるが，一方で原則6カ月に一度は評価を行って，認知症への進展（convert）が生じていないかを見極めていく必要がある．

3 講習予備検査

一方，道路交通法では，75歳以上の者には自動車免許更新時に講習予備検査（認知機能検査）を義務づけている（図2）．このような高齢者に一律に認知機能検査を課する法制化は世界でも例をみない．これは免許更新時に，一般高齢ドライバーの中から認知症の疑いのあるドライバーをスクリーニングすることを目的としている．認知症が強く疑われると判定された場合，講習前の一定期間に基準行為と呼ばれる一定の違反行動（一時停止違反や信号無視など認知機能障害との関連が疑われるもの）を認めた場合，専門医を受診し，認知症か否かの診断を受けることとなる．認知症でないという診断であれば免許の更新が行われ，認知症であるという診断であれば免許の取り消しや停止が決定される．

講習予備検査では，Solomonらが作成した The 7 Minute Screen（7MS）の日本語版[2]を標準化，改変・簡略化したものを用い，集団で約20分程度で実施できるようになっている．受検者は一定のカットオフポイントにより図2の「第1分類（記憶力・判断力が低い）」〜「第3分類（問題なし）」に区分される．

最近の警察庁の調査で，認知機能の低下（第1〜第3分類）と，一定の事故や違反といった問題運転行動

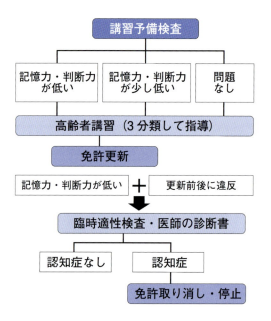

図2 講習予備検査の流れ

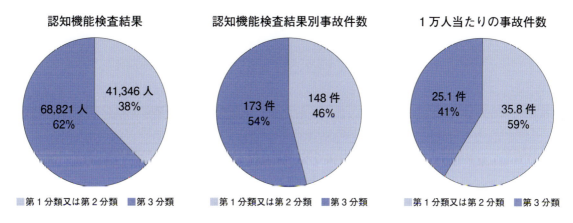

図3　講習予備検査による分類と事故との関連

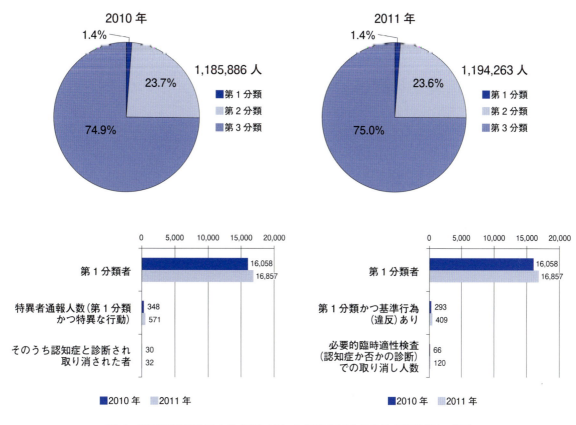

図4　講習予備検査による分類（上）と認知症による免許の取り消し（下）

との間には一定の関連があり，第1＋第2分類の高齢ドライバーは第3分類に比べて相対的に事故率が高いことが示されている（図3）[3]．また，実際の認知症ドライバーは数十万人〜数百万人と推計される一方，2010年，2011年において第1分類に分類された高齢ドライバーは16,000人程度である（図4上）．さらにそのなかで，基準行為を認めたのは2010年で293人，2011年で409人，また臨時適性検査で取り消しとなったのは2010年で66人，2011年で120人とごくわずかである（図4下）．2011年に関していえば，自動車免許更新時に講習予備検査を受けた約120万人のうち，実際に臨時適性検査を受けて免許が取り消された者は1万分の1ときわめて少ない．したがって，現行の講習予備検査

には，世界に先駆けたきわめてユニークな取り組みである一方，課題自体の妥当性，カットオフポイントの妥当性，偽陽性や偽陰性の問題，若年性認知症への対応など，さまざまな問題をはらんではいる．

これらを踏まえて，道路交通法は2013年度に改正され，安全運転に必要な認知・予測・判断・操作が明らかに障害されていながら運転を中断しない認知症ドライバーの場合，医師による任意届け出制度も利用できるようになった．また，現在，新たな取り組みとして，第1分類に該当した高齢ドライバーは基準行為の有無にかかわらず臨時適性検査を受けること，基準行為を認めた場合は第2・第3分類であっても臨時適性検査を受けることを盛り込んだ修正案が検討されている[4]．

そもそも道路交通法上では，認知症の自動車運転については，前項で述べたようにすべての認知症が重症度にかかわらず一律に運転を禁止されている一方（絶対的欠格事由），免許更新時の講習予備検査で第1分類に該当し，臨時適性検査で認知症と診断された場合のみ免許取り消しになるという状況は，いわばダブルスタンダードである．他の精神疾患の場合と同様，認知症に関しても絶対的ではなく，相対的欠格事由としていくことも一つの解決策であるが，まだ十分に議論を重ねる必要があろう．

4 認知機能に関する評価

自動車運転においては，少なくとも認知・予測・判断・操作の4つの機能領域が重要であり，これらの機能領域について総合的な評価が求められる．認知症ドライバーの運転能力を評価する方法については，さまざまな神経心理学的検査（認知機能評価），運転シミュレーターなどを用いた運転技能評価（オフロード評価），そして実車による路上評価（オンロード評価）の大きく3つに分けられる（表1）．多くの先行研究では路上評価がゴールドスタンダードであり，欧米では積極的に行われている地域が多いが，日本ではまだなかなか実施可能な教習所が限られているのが実情である．

表1 運転に関連する認知機能の評価

- ●認知機能検査
  - ●一般的知能
  - ●注意力
  - ●視覚認知・視空間処理
  - ●情報処理能力
  - ●判断力
- ●運転シミュレーター（オフロード）
- ●家族（同乗者）による評価
- ●実車による評価（オンロード）

認知症の運転能力評価に関する27の報告をメタ解析したRegerら[5]は，知能全般，注意／集中，視空間技能，遂行機能といった各認知領域が，路上運転，運転シミュレーターなどによる路上以外の運転技能，介護者による評価の3種の運転能力評価のいずれかと関連していることを示している．これらの認知領域のなかでは，ことに視空間技能が運転能力を予測する最も有力な指標と考えられる．

実際に運転適性が問題となり，判定が困難なのは軽度の患者（MCI〜軽度認知症）である．高齢者やMCIにおける運転能力評価は，実車による評価をゴールドスタンダードとして，一般的知能，注意力，視覚認知・視空間処理，情報処理能力，判断力などに関する神経心理学的検査，運転シミュレーターによるオフロード評価，家族（同乗者）による評価などを利用して総合的に判断する．私見では，認知症ドライバーに関しては，臨床認知症尺度（Clinical Dementia Rating：CDR）≧2は原則として運転禁止，場合により任意届け出制度を利用する．一方，CDR = 0.5〜1の場合，可能な限り実車評価を含めた総合的な判定が望まれる．

5 認知症による運転安全性の臨床的問題

　前述したように，現段階では，道路交通法において認知症は絶対的欠陥事由となっている．つまり，認知症という診断がつくと重症度によらず一律免許の取り消しないし停止となる．しかし，認知症，特にアルツハイマー病はある日突然発症する病気ではなく，むしろいつとはなしに発症する病気である．認知症の前段階のMCI，さらにその前段階の前臨床アルツハイマー病（preclinical AD）の段階では，その定義上，運転は可能である一方，認知症と診断が確定した段階で直ちに運転不適となるのはいかにも不自然である．

　軽度の認知症でも加療を受けていれば免許の取り消しの対象となり，反対に重度の認知症であっても，受診して診断がされていなければ対象外となってしまうことも問題である．認知症の大半を占めるアルツハイマー型認知症をはじめとする変性疾患は進行性の疾患である．現状では運転に支障はない場合でも，いずれ問題になる可能性が高い．6カ月ごとに慎重に定期的な評価を継続し，継続困難な状態となる点をきちんと見出していくべきであろう．

　免許の取り消しを行うのは公安委員会である．しかし，医療の側からも明らかな危険性のある者の運転中止の勧告を確実かつ速やかに行い，危険性が今後増すことが予測できる者は脱落なく経過観察し，適正なタイミングで運転中止の勧告が行えるようにしていく必要がある．さらに，講習予備検査では異常を検出しえない前頭側頭型認知症や，その他の若年性認知症などについても対応の充実を考えていくべきであろう．

6 認知症ドライバーへの対応と安全向上

　認知症ドライバーに関する対応としては，表2にあげたような運転を制限していく方策や運転を促進していく方策，代替策の利用などが考えられる．運転を制限していく方策としては，まず認知症ドライバーをより早期に適切に見出すために，現行の講習予備検査の拡大（年齢など）や臨時適性検査対象者の拡大などが考えられる．また，昨年から実施されている医師による任意の届け出制度を拡充する方法も今後期待されるが，一方で届け出のあった対象者に関して第三者的に適切に臨時適性検査が行われることや，医師−患者関係に支障がないように配慮することも重要である．さらに，現在は飲酒運転防止のために呼気を吹き込まないとエンジンがかからない車などが考案されているが，同様に一定の手続きを行わないと発車時のロック解除ができない車などは有効かもしれない．MCIドライバーなどに対しては，運転を促進していく方策も重要である．これには認知リハビリテーションや運転リハビリテーションなどといった患者側の認知機能の向上を目指す方法とともに，たとえば時速40kmまでとか，夜間の運転は不可とするような限定付の自動車免許を交付するといった方法も一考の価値がある．また，自動車側の要因として，衝突を回避するようなブレーキ制御の車両や，ボタン1つで目的

表2　リスクドライバーへの今後の対応

- **運転を制限していく方策**
  - 講習予備検査の拡大（年齢など）
  - 医師による任意の届け出制度の拡充
  - 発車時のロック解除
- **運転を促進していく方策**
  - 認知リハビリテーション
  - 運転リハビリテーション
  - 限定付の自動車免許
  - 事故を起こさない車
  - 自動運転
- **代替策の利用**
  - 自主バス，タクシー

地まで運んでくれる自動運転なども今後飛躍的に発展してくるものと思われる．

　認知症においては多くの場合，病識が乏しく，自身で危険な自動車運転をしていることがわからない場合もある．認識力，判断力，理解力，記憶力の低下と相まって，認知症であるから運転しないように家族や主治医が説明しても，うまくいかないこともある．医師は認知症患者との接触頻度が高く，またその影響力が大きいため，運転中止の判断や告知を周囲から期待されることが多い．認知症の人が交通事故を起こした際に，事故の危険性が予測できたのに運転を止めなかった疑いで，家族の責任が問われたケースもある．今後，認知症ドライバーについて，家族や主治医の責任をどう考えるかの事例も増えてくるものと予測される．

7　おわりに

　以上，高齢者・認知症・認知機能障害に関して，現行の施策や評価法，臨床的問題点などについて概括的に述べた．安心・安全な近未来の自動車社会の実現のためには，自動車に関わる多分野の研究や各職種からの実用的な知見の統合による多面的アプローチが不可欠である．たとえば認知症に関わる医師や作業療法士，臨床心理士，警察，行政，運転教習所，自動車メーカーなど，各方面のさまざまな職種の専門家が，認知機能の観点から自動車運転の問題を考え，連携していくことが重要であろう．世界に冠たる超高齢社会である日本には今，高齢者講習や講習予備検査にとどまらず，世界をリードし，世界に発信していく先進的な高齢ドライバー対策，認知症ドライバー対策が求められている．

■文　献

1) 三村　將：認知症と自動車運転について理解しておくべきポイントは？．CNS Today 認知神経科学 3：10-11，2013．
2) Ijuin M, et al：Validation of the 7-minute screen for the detection of early-stage Alzheimer's disease. Dementia and Geriatric Cognitive Disorders 25：248-255, 2008.
3) 「高齢者講習の在り方に関する調査研究」委員会：高齢者講習の在り方に関する調査研究 報告書 平成26年12月．都市交流プランニング，2014．
4) 警察庁：道路交通法改正試案．http://search.e-gov.go.jp/servlet/Public?CLASSNAME=PCMMSTDETAIL&id=120150002
5) Reger MA, et al：The relationship between neuropsychological functioning and driving ability in dementia：a meta-analysis. Neuropsychology 18：85-93, 2004.

第Ⅰ部
自動車運転再開に必要な基礎知識

1 外傷性脳損傷

杉山　謙 ｜ 東北大学大学院医学系研究科肢体不自由学分野
出江紳一 ｜ 東北大学大学院医工学研究科リハビリテーション医工学分野

1 頭部外傷と外傷性脳損傷

1 ● 概念

　頭部外傷とは，頭部に外力が作用することにより頭蓋内外の組織に損傷を生じる病態の総称である．損傷される組織は頭部の軟部組織，頭蓋骨，髄膜，脳実質，脳神経，血管などであり，そのうち脳を含む頭蓋内の組織に損傷を生じたものを外傷性脳損傷という（図1）．外傷性脳損傷はその損傷部位に応じて，さまざまな高次脳機能障害や運動機能障害を呈する．

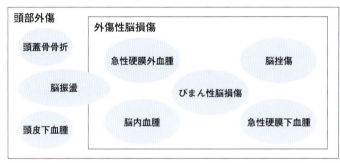

図1　頭部外傷と外傷性脳損傷
実際の臨床場面では各病態が単独で存在しているとは限らず，種々の病態が併発している可能性がある．

2 ● 損傷のメカニズム

　頭部外傷による損傷は，外力による衝撃が頭部に加わった瞬間に力学的機序によって生じる一次性損傷と，その後の生体反応の結果として生じる二次性損傷の2つに分けられる．一次性損傷は受傷時に生じる頭皮の断裂や頭蓋骨骨折，脳実質の損傷，血管や脳神経の損傷で，受傷の瞬間に決定される損傷である．二次性損傷は出血による血腫の形成，脳虚血，脳浮腫や脳腫脹など受傷後の時間的経過で刻々と変動する病態である．

3 ● 分類

　頭部外傷の分類にはその意味合いによりさまざまなものが存在する．以下に代表的なものを紹介する．

【1】臨床病理学的分類

頭部外傷の発生メカニズムと臨床病理学的観点から作成された分類法で，Gennarelli 分類として広く用いられている（表1）．このうち，局所性脳損傷と広汎性脳損傷が外傷性脳損傷に該当する．

【2】重症度による分類

頭部外傷の神経学的重症度を，Glasgow Coma Scale（GCS）を用いて重症，中等症，軽症の3段階に分ける分類法である（表2）．GCS スコアが 8 以下のものを重症，9～12 のものを中等症，13～15 のものを軽症とする．

表1　Gennarelli の分類

頭蓋骨骨折	局所性脳損傷	広汎性脳損傷
円蓋部骨折	脳挫傷	脳震盪
線状骨折	coup	軽症脳震盪
陥没骨折	contrecoup	古典的脳震盪
頭蓋底骨折	intermediate	びまん性軸索損傷
	血腫 / 出血	その他
	硬膜外血腫	
	硬膜下血腫	
	脳内血腫	

表2　GCS による重症度分類

GCS	重症度
13～15	軽症 mild
9～12	中等症 moderate
3～8	重症 severe

【3】外傷医と脳神経外科医による頭部外傷分類

日本外傷学会では 2008 年に外傷患者の診断，治療法などをまとめた「臓器損傷分類 2008」を公表した．しかしこの中には外傷診療のなかで頻繁に遭遇する頭部外傷分類に関する記載が欠落していた．急性期外傷患者を診療する際には頭部外傷の評価は必須であり，さらに脳神経外科医との連携もきわめて重要となる．そこで 2009 年に日本外傷学会と日本神経外傷学会が共同して作成した「外傷医と脳神経外科医による頭部外傷分類」が公表された[1]．これは前述した Gennarelli 分類を基本とし，重症度評価も組み込まれていることから，現状で最もまとまった分類法であると思われる．大きくは頭蓋骨骨折，局所性脳損傷，びまん性脳損傷の 3 つに分類され，そのうち局所性脳損傷とびまん性脳損傷が外傷性脳損傷に該当する．

❶**頭蓋骨骨折**：円蓋部骨折と頭蓋底骨折が該当し，円蓋部骨折はさらに線状骨折と陥没骨折に分類されている．骨折に併発する可能性の高い病態により重症度が分類されている（表3）．
❷**局所性脳損傷**：脳挫傷，急性硬膜外血腫，急性硬膜下血腫，脳内血腫が該当し，CT 所見と GCS スコアで重症度が分類されている（表4）．
❸**びまん性脳損傷**：主として回転外力や加速度による一次性損傷，二次性損傷が神経学的症候の原因となっている場合であり，CT では二次的な所見として外傷性くも膜下出血や脳腫脹を伴うことがある（表5）．

4 ● 軽度外傷性脳損傷

近年，軽度外傷性脳損傷（mild traumatic brain injury：MTBI）という用語が散見される．ただしこの用語は医学的に統一された定義がないため，文献ごとに意味している内容が異なっている可能

表3 頭蓋骨骨折

		軽症	中等症	重症
円蓋部骨折	線状骨折	①②を同時に満たす ①骨折線が血管溝と交差しない ②静脈洞部を超えない	①②のいずれかを満たす ①骨折線が血管溝と交差する ②静脈洞部を超える	
	陥没骨折	①②を同時に満たす ①1cm 以下の陥没 ②非開放性	①②を同時に満たす ①1cm 以下の陥没 ②陥没部が外界と交通しているもの（髄液の漏出はない）	①②③のいずれかを満たす ①1cm を超える陥没 ②開放性（髄液の漏出を認める） ③静脈洞圧迫に起因する静脈還流障害
頭蓋底骨折			頭蓋底骨折（髄液漏の有無を問わない）	頭蓋底骨折（大量の耳出血，あるいは鼻出血を伴う）

- 穿通外傷は銃弾，刃物，ガラス片の他に，傘，針，箸などの日常生活用品によって生じるため原則として全例が手術適応となるが（重症と判断），脳挫傷が広範に及ぶ銃創は適応にならないことが多い（重症頭部外傷治療・管理のガイドライン第2版から）．
- 大量の耳出血，鼻出血は血管損傷を伴った頭蓋底骨折の可能性があるので重症と判断する．

表4 局所性脳損傷

	軽症	中等症	重症
脳挫傷 急性硬膜外血腫 急性硬膜下血腫 脳内血腫	①②③を同時に満たす ①GCS 14, 15 ②脳ヘルニア徴候なし ③Mass effect なし	①②③を同時に満たす ①GCS 9〜13 ②脳ヘルニア徴候なし ③Mass effect なし	①②③のいずれかを満たす ①GCS 3〜8 ②脳ヘルニア徴候あり ③Mass effect あり

- 脳ヘルニア徴候とはテント切痕ヘルニアの有無で判断し，意識障害を伴う瞳孔不同，片麻痺，Cushing 徴候のいずれかが出現した場合をいう．
- Mass effect は頭部 CT（モンロー孔レベルのスライス）で正中線構造の偏位が 5cm 以上，もしくは脳底槽が圧排，消失している所見と定義する．脳底槽は中脳レベルのスライスにおける左右の迂回槽，四丘体槽の描出で評価する．
- 画像上で手術を考慮してもよい CT 所見の目安は以下のごとくである（重症頭部外傷治療・管理のガイドライン第2版から）．
  急性硬膜外血腫 ：厚さが 1〜2cm 以上，または血腫量がテント上で 20〜30ml 以上（後頭蓋窩で 15〜20ml 以上）．
  急性硬膜下血腫 ：厚さが 1cm 以上．
  脳内血腫，脳挫傷：以下のいずれかの所見が認められる場合．
  　　　　　　　①血腫の直径が 3cm 以上．
  　　　　　　　②広範囲の挫傷性浮腫．
  　　　　　　　③脳底槽，中脳周囲槽の消失．

表5 びまん性脳損傷

	軽症	中等症	重症
びまん性脳損傷（狭義）	意識消失はないが一過性の神経症候がある（軽症脳震盪）	受傷直後より意識を消失するが，6時間以内に回復する．意識回復後は一過性の神経症候があることがある（古典的脳震盪）	受傷直後からの意識消失が 6 時間以上遷延する（脳幹徴候を示す場合は最重症）
くも膜下出血	脳表のみにわずかに存在	脳底槽の一部に存在	脳底槽全体に存在
びまん性脳腫脹	一次性の場合であって①②を同時に満たす ①GCS 14, 15 ②軽度の脳腫脹	一次性の場合であって①②③を同時に満たす ①GCS 9〜13 ②脳ヘルニア徴候なし ③脳腫脹はあるが，脳底槽は描出	一次性の場合であって①②③のいずれかを満たす ①GCS 3〜8 ②脳ヘルニア徴候あり ③脳底槽の圧排，消失 二次性損傷の場合

- 意識消失：意識消失とは GCS で E1，かつ V≦2，かつ M≦5 の状態をいう．
- 一過性神経症候：一過性の神経症候とは軽症で記銘力低下，指南力低下など，中等症ではこれに加えて会話困難，小脳失調などをいう．重症は diffuse axonal injury（Gennarelli）に相当する．
- びまん性軸索損傷：重症びまん性脳損傷（狭義）は diffuse axonal injury（Gennarelli）に相当する．なお，びまん性軸索損傷は病理学的診断名であるが，日常診療では重症のびまん性脳損傷（狭義）として用いられる．
- びまん性脳腫脹：一次性は主として小児頭部外傷で認められ，比較的予後良好で脳充血を原因とする．一方，ショックや低酸素血症を原因とする二次性脳損傷で生じる場合は予後不良で重症と評価する．脳底槽は中脳レベルのスライスで左右の迂回槽，四丘体槽の描出で評価する．

性があることに注意する必要がある．医学の領域ではスポーツ医学，リハビリテーション医学等の領域で脳震盪に近い意味で使用されていることが多い．WHOは2004年に混乱するMTBIの情報を整理するため，その定義を提案している[2]．内容は，受傷後30分またはそれ以降の診察時点でのGCSが13～15の患者において，①錯乱や見当識障害，②30分以上の意識消失，③24時間以内の外傷性健忘，④その他の一過性の神経学的異常（巣症状やけいれん，外科的治療の必要ない頭蓋内病変），のうち1つ以上を満たす場合としている．

2 頭部外傷の疫学

1 ● 日本での頭部外傷疫学調査

頭部外傷に関する疫学的研究は，欧米では1970年代から大規模なスタディとして行われてきており，米国では1979年からNational Institutes of Healthにより重症頭部外傷のパイロットスタディが開始され，後にTraumatic Coma Data Bank（TCDB）として知られるデータの集積が行われた[3]．しかし，わが国における全国的な調査は行われておらず，治療・予後を含む頭部外傷の医学的実体は不明の状態であった．わが国でのこの分野における先駆的な取り組みは，熊本赤十字病院を中心とした熊本県頭部外傷データバンクに始まる（K-TCDB）[4]．その後，わが国における全国的な頭部外傷疫学調査の必要性が提唱され，1996年より日本神経外傷学会が「頭部外傷データバンク委員会」を発足させた．

2 ● 頭部外傷データバンク

頭部外傷データバンク委員会は，1997年のパイロットスタディの後，現在まで1998年1月～2000年12月，2004年7月～2006年6月，2009年7月～2011年6月の3回，重症頭部外傷患者のデータ集積を行っている．この3つのプロジェクトはそれぞれProject 1998，Project 2004，Project 2009と呼ばれている．参加施設はProject 1998が10施設，Project 2004が19施設，Project 2009が22施設で，対象は，①0歳を含む全年齢（Project 1998は6歳以上），②来院時GCS8以下あるいは経過中GCS8以下に悪化した症例，③外傷性頭蓋内病変を有し脳神経外科手術を施行した症例，としている．登録された症例はProject 1998が1,002例，Project 2004が1,101例，Project 2009が1,091例である．頭部外傷データバンク委員会は各Project間の比較を行うことで，ここ数年間でのわが国における頭部外傷の発生頻度，受傷機転の変化を検討している[5]．ただし，Project 2004および2009が全年齢を対象としているのに対し，Project 1998では6歳以上が登録対象であったため，対象は6歳以上を抽出し，さらに来院時GCS8以下の重症頭部外傷を対象として，各プロジェクト間の比較を行っている（該当症例はそれぞれ832例，798例，753例）．なお，びまん性脳損傷に関してはProject 1998と2004・2009で病態分類が異なっていたことから，今回の検討からは除外されている．

【1】年齢別発生頻度

Project 1998では若年者層と高齢者層に2つのピークが認められたが，その後若年者層での発生頻度減少と高齢者層での上昇が顕著であり，3つのProject間で年齢分布にいずれも統計学的有意

差が認められた（図2）．年齢別にみた重症頭部外傷発生のピークは過去10年間で15〜29歳の若年者層から60〜84歳の高齢者層にシフトしていた．

【2】受傷機転

Project 1998および2004では受傷機転として交通事故が最多であったが（538例，428例），Project 2009では転倒・転落（356例）が交通事故（327例）を上回り，Project 1998と2009の間には統計学的有意差が認められた（図3）．

交通事故を受傷機転とした重症頭部外傷患者の発生頻度を年齢層別に検討してみると，15〜29歳の若年者層における交通事故がProject 1998以降有意に減少していた（図4）．これに対し転倒・転落を主とする非交通事故の年齢層別発生頻度は高齢者層で明らかに増加しており，Project 1998と2009の間には統計学的有意差が認められた（図5）．

【3】外傷性脳損傷発生状況の変化

3つのProjectが行われた12年間で，重症頭部外傷者の年齢別発生頻度は，若年者層と高齢者層の二峰性だったものが，若年者層が減少し高齢者層が増加してきていることが明らかとなった．原因としては若年者の交通事故が減少し，転倒・転落を中心とした非交通事故を原因とした外傷が特に高齢者を中心に増えてきていることが考えられる．今回の頭部外傷データバンクで対象となった重症頭部外傷患者は，その定義から外傷性脳損傷患者を意味しているため，わが国の外傷性脳損傷患者は若年者層で減少し，高齢者層で増加してきていることとなる．外傷性脳損傷患者はさまざま

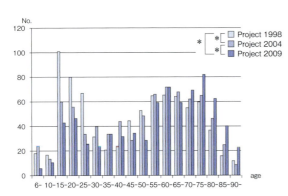

図2 各プロジェクト間における重症頭部外傷の年齢別発生頻度の比較[5]

$*：p < 0.01$

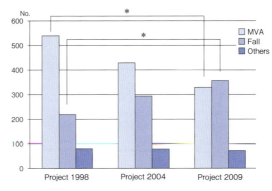

図3 各プロジェクト間における重症頭部外傷の受傷機転の比較[5]

MVA：交通事故．Fall：転倒・転落．Others：その他．
$*：p < 0.01$

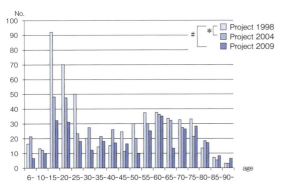

図4 各プロジェクト間における年齢層別にみた交通事故を原因とする重症頭部外傷患者の比較[5]

$*：p < 0.05，\#：p < 0.01$

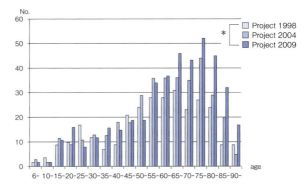

図5 各プロジェクト間における年齢層別にみた非交通事故を原因とする重症頭部外傷患者の比較[5]

$*：p < 0.01$

な高次脳機能障害，運動機能障害を呈することが多いため，この傾向は今後の高齢化社会においても非常に大きな問題になっていくことが予想される．さらにこのデータバンクの結果は頭蓋内病変を有し開頭手術が必要であった重症頭部外傷に限った報告であり，中等症や軽症のもの，またびまん性脳損傷患者は含まれていない．すなわち今回の頭部外傷データバンク委員会の報告よりも，実際は相当な数の外傷性脳損傷患者が存在するということが推察される．

3 外傷性脳損傷の画像所見

1 ● CT と MRI

頭部外傷の画像診断には，まず CT が選択される．これは撮影前に体内金属の有無などの確認が必要な MRI よりも CT の方が緊急に対応しやすく，検査時間も短く，緊急手術を要するような外傷性脳損傷の検出に優れているからである．急性期治療が施され，より詳細な病態の確認が必要な場合に MRI が施行される．以下に代表的な外傷性脳損傷の画像所見について述べる．

【1】脳挫傷

脳実質の挫滅による点状出血と周囲の浮腫性変化を示す．CT では低吸収域の中に点状・斑状の高吸収域が混在した不均一な所見（salt and pepper）として認められる．点状出血が融合し増大すると，二次的に脳内血腫となる．直達損傷（coup injury），反衝損傷（contrecoup injury）のいずれでも認められ，前頭葉底部や前部，側頭葉外側や底部に好発する．病変が小さい場合には CT でとらえることは難しく，MRI が有用である．

【2】急性硬膜外血腫

硬膜と頭蓋骨の間の出血で，骨折に伴う硬膜動脈の破綻によるものが多い．CT では受傷部位の骨内板直下に凸レンズ状の高吸収域を示す．MRI は非常に少量の血腫の確認に有用である．

【3】急性硬膜下血腫

くも膜と硬膜の間の出血で，外傷による架橋静脈の破綻によるものが多い．脳挫傷に伴う皮質動脈の破綻が原因で生じることもある．CT では大脳周囲の頭蓋骨の直下に三日月状の高吸収域を示す．MRI は非常に少量の血腫の確認に有用である．

【4】脳内血腫

外傷による脳挫傷や血管損傷などにより，脳実質内に血腫を形成する．CT では高吸収域を示す．

【5】びまん性軸索損傷

びまん性軸索損傷（diffuse axonal injury：DAI）は急激に外力が頭部に加わることにより，脳組織に回転加速による強力な剪断力が働き，白質を中心とした脳の広い範囲に神経線維の断裂が生じる病態をいう．受傷直後から意識障害を伴うが，急性期の CT では明らかな異常を認めないことも多く，MRI でも異常所見検出が乏しい場合がある．T2 強調画像で浮腫性変化を反映した高信号域を描出できる場合や，T2* 強調画像で微小出血を伴っている病変を反映した低信号域を描出できる場合があるが，MRI で描出される病変は広範な病変の一部を描出しているにすぎないことが多い．慢性期には CT，MRI ともに脳萎縮や脳室拡大を示すことがある．DAI は後遺障害として神経断裂による多彩な高次脳機能障害や運動機能障害を呈することが多いにもかかわらず，CT や

MRIなどの画像診断で明らかな異常が検出されにくい「障害の原因が見えない」という非常に厄介な特徴がある．分類上は先に述べた「外傷医と脳神経外科医による頭部外傷分類」での重症びまん性脳損傷に該当する．

近年の報告では局所性脳損傷と診断されていても，実際はDAIを併発している可能性があることが報告されている[6]．そのため頭部外傷患者を診察する際には，画像上は局所性脳損傷と診断されていても，より複雑な高次脳機能障害を呈している場合などにはDAIが併発している可能性に十分注意して診察することが重要である．

2● 拡散テンソル画像

近年，脳疾患に対する画像診断技術は著明な進歩を遂げており，中でもMRIの拡散強調画像を応用した拡散テンソル画像（diffusion tensor imaging：DTI）が注目されている[7]．DTIとは生体内水分子の拡散の大きさや異方性を画像化したものであり，従来の撮像法と比較して脳白質の構造変化を鋭敏にとらえることができる画像診断法である．主なパラメータとしてはfractional anisotropy（FA）が用いられており，さまざまな脳白質病変の評価に応用されている．またDTIにはfiber tractographyという神経線維の走行方向を描出できる技法もあり，臨床や研究で多く利用されるようになってきている．

3● びまん性軸索損傷に対する拡散テンソル画像の有用性

高次脳機能障害や運動機能障害を有するにもかかわらず，従来の画像診断では異常所見を認めないDAI症例に対し，DTIで評価を行った自験例をいくつか紹介する[8,9]．

❶ MRI上明らかな異常を認めないが高次脳機能障害を有するDAI患者11名と，年齢をマッチングした健常者16名との比較．対象者すべてのDTI脳画像を標準化し，DAI群と健常群に分けてFA値の比較を行った．DAI群では，従来のMRIでは異常を認めないにもかかわらず，脳内の非常に多くの部位に散在性にFA値低下部位を認めた（図6）．これはDAIによる神経損傷を描出している所見と考えられる．

❷ 23歳，男性：19歳時に交通事故で頭部外傷を受傷．記憶障害，注意障害，遂行機能障害等の高次脳機能障害を認めるがMRIで明らかな異常所見を認めない（図7a）．しかしfiber tractographyでは同年代の健常者と比較して脳梁線維，脳弓線維の描出不良所見を認める（図7b, c）．これはDAIによる神経損傷を描出している所見と考えられ，

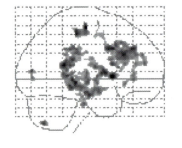
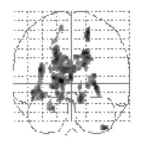
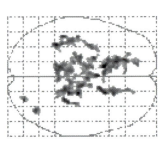

図6 Glass brain上に描出されたDAI群におけるFA値低下部位

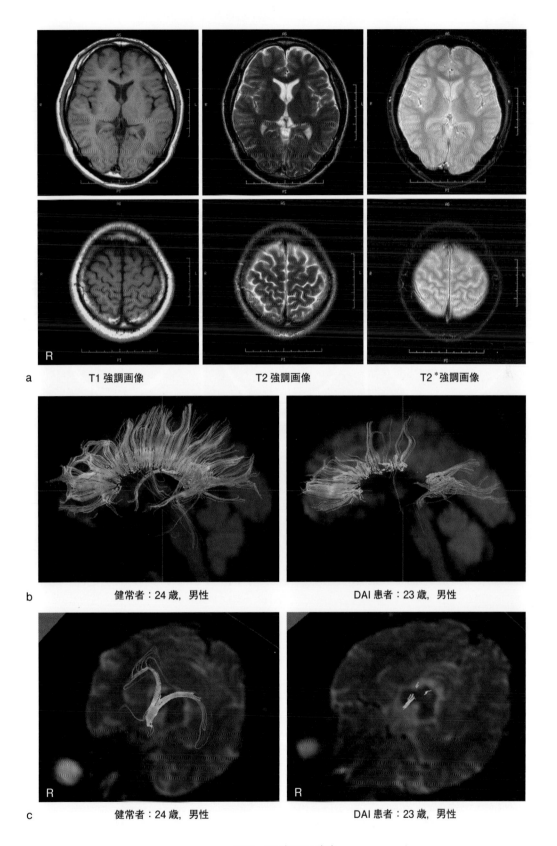

図7 23歳DAI患者

a：T1強調画像，T2強調画像，T2*強調画像で明らかな異常所見を認めない．
b：同年代健常者との脳梁 fiber tractography 比較．健常者と比較してDAI患者は脳梁線維の描出が不良である．
c：同年代健常者との脳弓 fiber tractography 比較．健常者と比較してDAI患者は脳弓線維の描出が不良である．

高次脳機能障害の原因と考えらえる．

❸ 37歳，女性：35歳時に階段から転落して頭部外傷を受傷．受傷時は記憶障害，注意障害等の高次脳機能障害を呈したが，リハビリテーションにより改善し，現在は高校の英語教師として復職している．しかし左不全片麻痺を認め，歩行のためには杖と短下肢装具が必要な状態である．MRIでは左片麻痺の原因となるような所見は認められない（図8a）．しかしfiber tractographyでは同年代の健常者と比較して錐体路の描出不良所見を認める（図8b）．これはDAIによる神経損傷を描出している所見と考えられ，左片麻痺の原因と考えらえる．

このように従来の画像診断では明らかな異常を認めないような患者でも，DTIを用いることで障

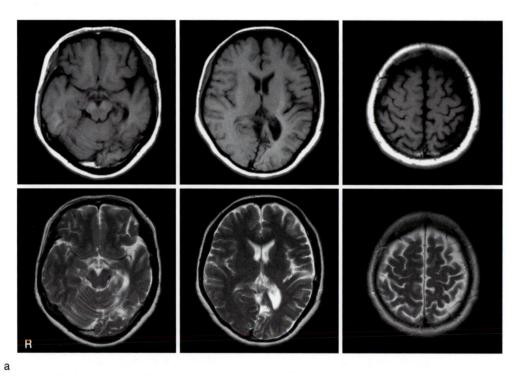

a

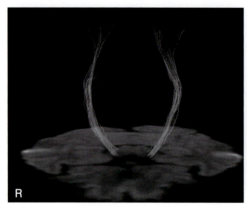
健常者：30歳，女性

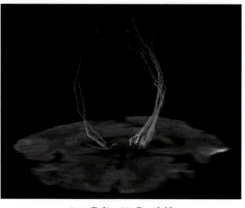
DAI患者：37歳，女性

b

図8　37歳DAI患者

a：上段T1強調画像，下段T2強調画像．左後頭葉に所見を認めるが，左片麻痺の原因となるような所見は，右半球および脳幹部に認めない．
b：同年代健常者との錐体路fiber tractography比較．健常者と比較してDAI患者は右錐体路の描出が不良である．また患者内においても左に比べ右錐体路の描出が不良である．

害の原因となっている病変を描出できる可能性がある．またDTIはMTBIに対しても有効であることが報告されている[10]．外傷性脳損傷患者の診察を行う際には従来のCTやMRIなどの画像診断技術では描出することが困難な「見えない病変」が併発している可能性にも注意して評価を行っていく必要がある．

■文　献

1) 横田裕行，他：外傷医と脳神経外科医による頭部外傷分類．神経外傷 32：18-24，2009．
2) Holm L, et al：Summary of the WHO collaborating centre for neurotrauma TASK FORCE on mild traumatic brain injury．J Rehabil Med 37：137-141，2005．
3) Marshall LF, et al：The national traumatic coma data bank. part 1. design, purpose, goals, and results．J Neurosurg 59：276-284，1983．
4) 高村政志，他：熊本県下頭部外傷の分析―1993年脳神経外科施設入院治療例をもとに―．神経外傷 19：114-121，1996．
5) 亀山元信，他：重症頭部外傷の年齢構成はどのように変化してきたのか？：頭部外傷データバンク【プロジェクト 1998，2004，2009】の推移．神経外傷 36：10-16，2013．
6) 張月琳，他：局所性脳損傷とびまん性軸索損傷の併発の可能性について．日保学誌 13：112-121，2010．
7) Masutani Y, et al：MR diffusion tensor imaging: recent advance and new techniques for diffusion tensor visualization．Eur J Radiol 46：53-66，2003．
8) Sugiyama K, et al：Clinical utility of diffusion tensor imaging for evaluating patients with diffuse axonal injury and cognitive disorders in the chronic stage．J Neurotrauma 26：1879-1890，2009．
9) Sugiyama K, et al：Clinical utility of diffusion tensor imaging and fibre tractography for evaluating diffuse axonal injury with hemiparesis．Case Rep Med 2013：Article ID 321496，2013．
10) MacDonald CL, et al：Detection of blast-related traumatic brain injury．N Eng J Med 364：2091-2100，2011．

第 I 部　自動車運転再開に必要な基礎知識

2　高次脳機能障害

中島八十一｜国立障害者リハビリテーションセンター

1　はじめに

　今日，高次脳機能障害という用語は広く人口に膾炙するに至り，障害名として一定の市民権を得たのみならず，実際にこのような障害をもつ人たちへの医療・福祉両面での支援は10年前と比較すれば格段の進展を見せている．原因疾患は外傷性脳損傷，脳血管障害，低酸素脳症，脳腫瘍術後，脳炎などであるが，おおむね50歳以上の年齢層では脳血管障害を原因とする症例が最も多く，50歳未満では外傷性脳損傷が最も多い．

　制限因子として高次脳機能障害は格別に重いものがあり，この障害への適切な対応は障害者の生活レベルを格段に引き上げ得る帰結につながる．しかしこの用語は位置付けに確かさを欠く点があり，わが国で高次脳機能障害と呼ぶ病態について欧米で普通に使われる用語は認知障害である．これはcognitive dysfunction または cognitive disturbances の訳語である．認知機能とは，我々が日常生活を送るために必要な記憶，見当識，注意，言語，記憶，思考，判断などの脳機能のことで，これらの障害により人々は環境に適応することや，新しい問題に適切に対応することができなくなる．したがって，認知障害はいわゆる感覚系を主体とした認識の障害ばかりではなく，行動や社会的相互作用に至る能動的な機能の障害までも含み，失語・失行・失認に代表されるいわゆる巣症状に比べて，対象範囲はかなり広いものとなる[1]．本章ではわが国で障害者手帳や障害年金を申請する際に用いられる高次脳機能障害という観点で，この認知障害の解説を試みたい．また，行政用語としての高次脳機能障害は国の高次脳機能障害診断基準（以下，診断基準）によって明確に規定されていることから，これを定義とする．したがって医学的に高次脳機能障害に含むのが普通である失語症などいくつかの重要な認知障害については触れない．

　リハビリテーション（以下，リハ）については病院で実施する機能障害に対する訓練に限定せず，範囲を幅広く社会参加または社会復帰まで含むという考え方が定着しつつあるので，医療から福祉までのすべてをカバーするリハを解説する．全体としては高次脳機能障害に対して病院で行うリハに重きを置き，これを医学的リハまたは認知リハと呼ぶ．

2 高次脳機能障害診断基準で示される行政的定義

　行政の障害保健福祉分野において，高次脳機能障害の診断とは，学問的に高次脳機能障害の有無を問うものではなく，これをもつ症例に医療・福祉サービスの提供への門戸を開くことである．そして診断基準の作成とは，高次脳機能障害の特性を踏まえた医療・福祉サービスを提供するための対象者を明確にし，適切かつ全国で共通した医療・福祉サービス提供を可能にすることである．

　医療機関で高次脳機能障害をもつとして医学的リハを受け，その後に職業的リハなどを受けることにより社会復帰を目指すという一連のサービスを受けるためには，医師による診断が必要である．そのための診断基準には医学的な正当性をもつばかりではなく，関連する法令との整合性も求められる．

　以下で，高次脳機能障害診断基準（表1）[2,3]を逐条的に解説する．前文にあるように，記憶障害，注意障害，遂行機能障害，社会的行動障害などの認知障害を主症状として日常生活や社会生活を送ることが困難になっている者が医療・福祉サービス提供の観点から一定の群をなしていると考えられ，この者たちが特に生活に困難をきたしている事実が重視されている．

　Ⅰの主要症状等の項目には2つの事項があげられている．第1項では脳の器質的病変の原因となる受傷や発病の事実が確認できることが必須であると書かれている．この受傷や発病の事実とは，一般的にはこの器質的病変を生じた疾病名とそれが生じた日時を特定できることを指す．第2項には，記憶障害，注意障害，遂行機能障害，社会的行動障害などの認知障害によって日常生活または社会生活に制約が生じていることが書かれている．これらの認知障害が実際に生活上で困難を引き起こしてい

表1　高次脳機能障害診断基準

「高次脳機能障害」という用語は，学術用語としては，脳損傷に起因する認知障害全般を指し，このなかにはいわゆる巣症状としての失語・失行・失認のほか記憶障害，注意障害，遂行機能障害，社会的行動障害などが含まれる． 　一方，平成13年度に開始された高次脳機能障害支援モデル事業において集積された脳損傷者のデータを慎重に分析した結果，記憶障害，注意障害，遂行機能障害，社会的行動障害などの認知障害を主たる要因として，日常生活および社会生活への適応に困難を有する一群が存在し，これらについては診断，リハビリテーション，生活支援等の手法が確立しておらず早急な検討が必要なことが明らかとなった．そこでこれらの者への支援対策を推進する観点から，行政的に，この一群が示す認知障害を「高次脳機能障害」と呼び，この障害を有する者を「高次脳機能障害者」と呼ぶことが適当である．その診断基準を以下に定めた．
診断基準 Ⅰ．主要症状等 　1．脳の器質的病変の原因となる事故による受傷や疾病の発症の事実が確認されている． 　2．現在，日常生活または社会生活に制約があり，その主たる原因が記憶障害，注意障害，遂行機能障害，社会的行動障害などの認知障害である． Ⅱ．検査所見 　MRI，CT，脳波などにより認知障害の原因と考えられる脳の器質的病変の存在が確認されているか，あるいは診断書により脳の器質的病変が存在したと確認できる． Ⅲ．除外項目 　1．脳の器質的病変に基づく認知障害のうち，身体障害として認定可能である症状を有するが上記主要症状（I-2）を欠く者は除外する． 　2．診断にあたり，受傷または発症以前から有する症状と検査所見は除外する． 　3．先天性疾患，周産期における脳損傷，発達障害，進行性疾患を原因とする者は除外する． Ⅳ．診断 　1．Ⅰ～Ⅲをすべて満たした場合に高次脳機能障害と診断する． 　2．高次脳機能障害の診断は脳の器質的病変の原因となった外傷や疾病の急性期症状を脱した後において行う． 　3．神経心理学的検査の所見を参考にすることができる．

＊なお，診断基準のⅠとⅢを満たす一方で，Ⅱの検査所見で脳の器質的病変の存在を明らかにできない症例については，慎重な評価により高次脳機能障害者として診断されることがあり得る．
　また，この診断基準については，今後の医学・医療の発展を踏まえ，適時，見直しを行うことが適当である．

ることが診断のポイントであり，診察や神経心理学的検査の結果としてその有無だけを問うているわけではない．

Ⅱの検査所見では，器質的脳病変を，機器を用いた検査によって確認できることが必要であることを示している．機器にはMRI，CT，脳波などと書かれているが，PETやSPECTであっても構わない．高次脳機能障害の発症の原因となった器質的脳病変がこれらの機器により確認されればよい．たとえば外傷性脳損傷のうち，びまん性軸索損傷は長期間にわたりだんだんと画像から消えていく傾向にあり，とりわけCTでは所見が得られにくくなる．そこで過去の発症時点での検査で器質的病変が確認されていたとの診断書があれば，脳の器質的病変が確認できたとすることができる．器質的病変が検出されても高次脳機能障害の発症をその病変による症状として説明できない症例では，そのような器質的脳病変を生じるような外傷があり，その外傷が高次脳機能障害を生じたと判断できれば，この症例も診断基準を満たす．

Ⅲの除外項目は，この診断基準を行政の現場で使用することを想定して作成された事項であり，重要である．第1項に「脳の器質的病変に基づく認知障害のうち，身体障害として認定可能である症状を有するが上記主要症状（I-2）を欠く者は除外する．」とあるが，失語症を例にとれば「失語は学問的には脳の器質的病変に基づく認知障害であるが，身体障害者手帳の対象であるため，失語単独であるならば除外する．」と読み替えることができる．失語症は以前から身体障害者手帳の対象となっていることから，この診断基準では除外項目となっている．しかし，失語症があっても，日常生活や社会生活を困難にしている主症状が主要症状の項目にあるような認知障害であるならば，高次脳機能障害として診断されることには問題がない．第2項は，高次脳機能障害の原因となる疾病の発症日以前から同じ症状をもっている症例は除外し，発症日以前から確認されている画像診断上の所見は診断根拠に含めないということである．第3項にある疾患群のうち，発達障害やアルツハイマー病に代表される進行性疾患はそれぞれ別の支援体制が組まれるべきであるという観点から除外項目に入れられた．その結果，外傷性脳損傷，脳血管障害，低酸素脳症を原因とする症例が主体となる．

Ⅳの診断の項目では，ⅠからⅢまでの項目すべてを満たした時に高次脳機能障害と診断するとなっていて，その診断を行う時期を定めている．第2項では意識障害や通過症候群などの急性期特有の症状から離脱したのちに高次脳機能障害の診断をなすべきであるとしている．第3項では神経心理学的検査を参考にすることができるとあり，適切な神経心理学的検査を実施した場合では，その検査結果を診断の際に活用し得ることが示されている．高次脳機能障害をもつ人には，知能検査やその他の神経心理学的検査がまったく正常であっても，社会的行動障害のみが生活を困難にする例があり，このような症例を異常なしとしないためにも，現時点ではこのような取り扱いが必要であった．

この診断基準を満たした者を高次脳機能障害者と呼び，医療・福祉サービスの対象とする．補足として書かれていることの一つは，上段で述べたように，診断基準のうちⅠとⅢの項目を満たす一方で，脳の器質的病変の存在を明らかにできず，Ⅱの検査所見の項目だけを満たすことができない症例については，高次脳機能障害者として診断されることがあり得ることを示している．加えて，科学の進歩に伴い適切な診断法の開発が予想されることと，障害者福祉行政においても制度の見直しがあり得ることを考慮して，この診断基準が適切に改正されることを見通している．

3 臨床症状

　高次脳機能障害の原因疾患は救急対応が必要な疾患が多く，そのような症例では当初に意識障害を伴っていることが普通である．意識障害から回復した後に評価・診断することは言うまでもない．
　また，入院といった手厚い看護を受けているような環境では，行動上の問題を確認し得ないことがあり，特に社会的行動障害と呼ばれる社会生活を送る上での問題点は，あらためて退院後に診断・評価する必要がある．

1 ● 記憶障害

　後遺症として高次脳機能障害の有無を診断する上では，まず健忘を評価する．健忘とは宣言的記憶の障害のことであり，基本的に原因疾患の発症後では宣言的記憶に含まれるエピソード記憶の障害を診断・評価することになる．エピソード記憶は言語による記述が可能な事実や経験を保持することであり，これが障害されると生活上の出来事を思い出せなくなる．
　健忘には逆行性健忘と前向性健忘があり，特に外傷では慎重に評価される．逆行性健忘は受傷時点を起点としてそれ以前の出来事を思い出せないことであり，前向性健忘は日々の出来事を覚えることができないことを指す．ただし，逆行性健忘の期間を決定することはなかなか困難である．外傷後にみられるこのような健忘を外傷後健忘（post-taumaticamnesia：PTA）と呼び，昏睡を脱したのちにも持続する．また，過去のすべてを忘れてしまう全生活史健忘の多くは心因性である．PTAの持続期間は昏睡期間と強い相関があり，昏睡期間が長ければPTAも長く続く．それでも通常受傷後3カ月から6カ月の間に終了する．PTAの病態機序には意識障害が加わっていると考えられ，PTAが直ちに後遺症としての健忘となるわけではない．その場合，いつまでがPTAだったと区切ることはできない．
　慢性的な記憶障害は健忘と学習障害からなり，健忘は側頭葉や前頭葉の基底部損傷であることも，辺縁系の損傷によるコルサコフ症候群様のこともある．一方，新しいことが覚えられないことで学習障害に位置付けられる病態は前頭葉損傷で生じると考えられる[4]．症例によっては，このような記憶障害が数年をかけて徐々に改善することが知られている[5]．脳挫傷の好発部位は前頭葉と側頭葉であり，この両者の損傷があれば記憶障害の責任部位とすることにおおむね納得できるが，臨床現場で画像所見から記憶障害の細かい分類にまで言及することは困難が多い．特にびまん性軸索損傷を含む広汎性損傷が伴う場合には局在を論じるのは難しい．また多くの前頭葉機能がそうであるように，記憶障害も記憶に重要な部位と機能的につながる他の部位の損傷でも生じ得る[6]．
　重症度は神経心理学的検査のスコアで評価できる．しかしわが国での神経心理学的検査の実施状況をみると，知能指数と簡易知能評価スケール（長谷川式，MMSE）を除けば，施設ごとに採用する評価法が異なっていて，しかも同じ検査でも実施方法が異なっていることすらある．したがって不慣れな検査を用いて，基準値だけをテキストに頼るようなことがあってはならない．また，高次脳機能障害を呈する患者の多くでは，情報処理能力の速度が低下しているわりには正確に情報処理できることが観察され，速度と正確さをどのように取り扱うかはまだ明確ではない．障害をもちながら正常と診断されたり，正常であるのに障害ありと診断されることを防ぐためには，常に医師の記述的診断が伴わなければならない．
　次のような場合にも記憶障害を疑う．思い出せないという訴えをするばかりでないことに注意した

い[6]．

1. 約束を守れない，忘れてしまう
2. 大切なものをどこにしまったかわからなくなる
3. 他人が盗ったという
4. 作り話をする
5. 何度も同じことを繰り返して質問する
6. 新しいことを覚えられなくなる

2● 注意障害

　注意は複雑なメカニズムから成り立つ多元的な脳機能であり，臨床的な注意障害には全般性注意障害と方向性注意障害（半側空間無視）がある．慢性期における全般性注意障害は，一般的には注意の持続性，選択性，分配の3点の障害から観察できる．すなわち特定の事象に対して注目し続けること，複数の事象の中から1つを選んで注目すること，一時に複数の事象に目を向けることができることの障害である．注意障害があると知能や記憶をはじめとする大部分の高次脳機能障害を対象とする神経心理学的検査のスコアが低値を示し，高度になると検査自体が実施不能になることもある．外傷の後遺症としては記憶障害よりも深刻な問題を生じることになる．

　注意という心理学的事項の機能局在を論じることは難しい．PETやfMRIを用いて，注意課題を実行すれば課題に応じて驚くほど多くの部位が活動し，中枢というよりは回路，またはネットワークで活動していると気づかされる．あえて濃厚に活動している部位の一例をあげれば，Stroop課題の実行では前帯状皮質ということになる．しかし，外傷により前頭葉内側部が単独で損傷を受けることは通常考えられない．したがって画像診断で注意障害を生じる部位を特定することは一般的には困難であり，むしろ前頭葉の広汎な損傷があれば注意障害の存在を疑うというのが臨床的に正しい対処である．

　注意障害を他人に説明することには困難を伴うが，注意力散漫とか集中できないといった文学的表現がおおまかには一致する．生活のなかで注意障害を疑う行動上の問題点は以下の通りである．

1. 椅子や車椅子で寝ていることが多い
2. 車椅子で病棟内を歩き回り，他の部屋に入っていく
3. 他人に興味をもち，くっついて離れない
4. 隣の人の作業に，ちょっかいを出す
5. 周囲の状況を判断せずに，行動を起こそうとする
6. エレベータのドアがあくと，乗り込んでしまう
7. 作業が長く続けられない
8. 人の話を，自分のことと受け取って反応する

3● 遂行機能障害

　遂行機能はLezakが1982年に提唱したexecutive functionの訳語であり[7]，実行機能とも訳される．遂行機能は目標の設定，計画の立案，計画の実行，効果的な実行の4要素から構成され，これらが障害されることにより，日常生活を自ら行動計画を立て，目的通りに行動することができなくな

る．その基盤となる神経機構にはさまざまな機能が含まれていて，注意や記憶と重なる点もあり，したがって検査法も重なる．それでも前頭葉機能のうちでは比較的局在がはっきりしていて，症例検討や，WCSTや後出し負けじゃんけん法を課題とした機能画像での活動部位から，右利きであれば左の前頭前野背外側部が大きな役割を果たしていると受け止められている．

遂行機能障害は次のようなことで気づかれる．

❶約束の時間に間に合わない
❷仕事が約束どおりに仕上がらない
❸どの仕事も途中で投げ出してしまう
❹記憶障害を補うための手帳を見ると，でたらめの場所に書いてしまう
❺これまでと異なる依頼をすると，できなくなってしまう

したがって，病棟で看護師の生活援助を受けている環境下ではこのような行動の問題は見過ごされやすく，失敗や誤りの起こり方をその目で観察することにより初めて診断に至る．

4 社会的行動障害

社会的行動障害には依存性・退行，欲求コントロール低下，感情コントロール低下，対人技能拙劣，固執性，意欲・発動性の低下，抑うつ，その他が含まれ，高次脳機能障害をもつ者では高率に観察される[2, 8]．社会的行動障害は操作的な用語であり，含まれる症状は多様であるばかりか精神医学的な分類になじまなかったり，これまでに述べた記憶障害，注意障害，遂行機能障害と重畳したりする点もある．しかし，いずれも障害された行動や情動を通じて日常生活や社会生活での困難を生じ，他人との関わりのなかで大きな問題となる点で共通していて，多くを前頭葉機能の障害に求めることができる．

依存性・退行は子供のように他人へ依存したがることである．欲求コントロール低下は，抑制が効かなくなることでお金を無軌道に使ったり，何でも無制限に欲しがったりすることを指す．性的関心の亢進も少なくない．感情コントロール低下は，すぐにキレて暴れるようなことで，外傷の後遺症を有名にした症状である．対人技能拙劣は，他人の立場を理解することがうまくできず，協同して作業を行うことができないことである．固執性は，あるまとまった行動を取り続け，次の行動に移らないことを指す．外見からは強いこだわりがあるようにみえることから固執と名付けられているが，行動の転換の障害が生じ，従前の行動から離れなくなる保続であると考えられる．行動の停止ができないこともある．意欲・発動性の低下は行動の開始の障害で，食事をしたり寝床に行って寝るなどの決まりきった日常行動だけが可能で，その他のことを自ら始めることが目立って少なくなることで，怠け者になったと評される．抑うつは，受傷以前から生じている症例もあれば受傷後に二次的に発症する症例もあるが，一次的に大脳の器質的損傷に伴い得る．これらは丁寧な問診と生活史を明らかにすることで鑑別される．

社会的行動障害に含まれる病態の一つひとつに損傷部位の局在を求めていくことは困難であるが，外傷で前頭葉の眼窩皮質が損傷を受けると行動異常を生じることはよく知られている．外傷後の画像診断で眼窩前頭皮質に脳挫傷があれば，社会的行動障害を裏付ける有力な根拠として採用できる．

以上のような社会的行動障害をもつ症例は生活上では次のような特徴的な行動を示す．

❶興奮する，大声を出す，暴力を振るう
❷思い通りにならないと，決まって大声を出す

❸他人につきまとって迷惑な行為をする
❹訓練士に，付き合えと強要する
❺不潔行為やだらしない行為をする
❻自傷行為をする
❼自分が中心でないと満足しない

5 ◉ 病識欠如

　高次脳機能障害者が呈する後遺症として病識欠如は常に念頭に置かれる必要がある．わが国でも高次脳機能障害の症例群で，病識欠如は実に60％にみられた[8]．自分がそのような障害をもつことを正しく認識できていないことで引き起こすトラブルは，社会生活にあってはとんでもない事態を引き起こす．その能力をまったく欠いているにもかかわらず，起業のためといって，とんでもない額の借金を作ってしまった症例もあちこちで聞く．そうでなくとも自己の障害の過小評価は，家族との間にさまざまな軋轢を生じる．これは日常生活上の簡単な質問表を患者と家族の双方に答えてもらい，できることとできないことを比較することでその実態を知ることができる．

　ここまで高次脳機能障害によくみられる症状を列挙してきたが，記憶障害，注意障害，遂行機能障害，社会的行動障害の中の一つを単独でみることは少ない．ほとんどが，このうちのいくつかを伴うことは，一つには病巣が広範囲に及ぶことと，症状のそれぞれが不可分に関連していることによる．ただし，社会的行動障害は，病院を退院してから社会生活を送るようになって気づかれることも多く，あらためて患者がもつ高次脳機能障害の本質を問わなければならない局面に立ち会うので，これは次項でまとめたい．

6 ◉ 日常生活での高次脳機能障害

　慢性期に入り，病院を退院した後に家庭や施設に移ってからはどのように行動しているのか，外来診療でそれを知ることは容易ではない．中等度から重症の外傷性脳損傷後の一般的な行動様式をあらかじめ知ることで，障害者への理解は格段に向上する．生活のなかでみられる行動障害は，①情報処理速度の障害，②学習及び記憶の問題，③覚醒，注意および集中の障害，④開始，計画および目標指向的活動の障害，⑤判断及び認知の障害，⑥言語的コミュニケーションの障害にまとめられる[6]．

　情報処理の障害では精神活動全般が鈍化するだけでなく，急かされることを嫌い，複数のことを処理することができなくなり，会話についていけないことから怒りっぽいことにつながる．学習および記憶の問題では，手掛かりがあってもなくても想起することが困難になり，質問を繰り返したり，忘れないうちに相手に一方的に情報を伝えようとしたりする．覚醒，注意および集中の障害では，容易に精神的疲労を訴え，何事にも持続に乏しくなる結果，あくびやうんざりすることが増え，気を散らす刺激や雑音に文句を言うようになる．開始，計画および目標指向的活動の障害では，言われたことしかしようとせず，抽象的指示より具体的指示を待つようになる．判断および認知の障害では他者の行為を誤解して受け止める一方で，現在の自分を非現実的に評価する結果，会話や行為が社会的に不適切なものになる．さらには妄想や幻覚につながることさえある．言語的コミュニケーションの障害では，会話に必要な聴覚理解，構音，語想起，思考の一貫性の微妙な困難が，無用な多弁，会話の脱線，不適切な語句の選択，相手に繰り返し説明を求めることにつながる．

記憶障害，注意障害，遂行機能障害のような要素的な障害を基礎として，このように複雑な行動の問題を生じ，対応を誤ればさらに悪化させることを知れば，一義的に人格障害に帰したくなるような行動上の問題にも自ずと理解が深まるものと考える．実に記憶障害をもつ障害者は，病識欠如により自らを嘆くことは少なく，むしろ怒りっぽくなるというのが現実である．重ねて強調すべきは，多様な感情や行動の問題をきちんと分析すればそれに対応する認知障害があることで，この点での整合性を見失うわけにはいかない．ここに医師の記述的診断の意義がある．

　以上で述べた成人の高次脳機能障害者が示す病態を，思春期の症例に当てはめることはおおむね可能である．異なるのは，求められる社会生活が学校であることが多く，教育による新たな知識，技能の習得を課題とする点にある．低年齢層，特に12歳以下の障害者では損傷を受けた脳の発達が複雑な成長過程を示すことになり，学校の環境を考えるだけではすまない．より低年齢で，より重度であれば，きわめて専門的な診断と対応を必要とし，ここでは扱わない．

4 リハビリテーション

1● 高次脳機能障害のリハビリテーション

　高次脳機能障害はきわめて多様な臨床症状を含む症状群である．原疾患も多様で，近年は低酸素脳症による高次脳機能障害が独立したテーマになることすらある[9]．そもそも脳損傷が局在性であることもびまん性であることもあれば，両方であることもある．加えて非常に小さな病変であっても局在症状だけでなく遠位効果を示すことはよく知られている[4,6]．そればかりか脳損傷後に生じた機能障害と環境との関わりのなかでさまざまな行動の異常をもたらすことは容易に想像できる．このように考えてくるとそれぞれの患者が示す症状を詳細に分析することでいくつかの要素にまとめ得るかもしれないが，それでも医療機関におけるリハのシステムにこれらを直接反映させることは現実的でない．したがって認知障害という大くくりでシステムを構築する以外に方法はなく，これをもって認知リハのシステムと呼ぶことになる．そのなかで柔軟に運用することが実行可能なことである．この認知リハシステムは医療制度，保険制度などによって規定されるわが国特有なものにならざるを得ない．

　以上の点を踏まえた上で医療機関の認知リハのシステムについては，高次脳機能障害支援モデル事業で作成された高次脳機能障害標準的訓練プログラム（表2）を基本に，医療機関の実情に応じてこれを運用するチームを含めたシステムが構成され運用されている．その運用の経験についての報告も出ている[10]．この訓練プログラムは，医学的リハビリテーション・プログラム，生活訓練プログラム，職能訓練プログラムの3部から構成されていて，それぞれは受傷，発症時期からの期間と目標の相違によって便宜的に分けられたもので相互に関連しあう内容である．特徴として医療機関での入院訓練を離れた後の社会参加につなげる全人的リハであることを意識していることが挙げられる．また，医師，看護師を含む多くの専門職を関与させることで良好な治療成績を生むような包括的リハになっていて，わが国における認知リハの共通した考え方になっている．

　このように医学的リハを終えた患者は社会参加を目指して，同じくモデル事業で作成された高次脳機能障害標準的社会復帰・生活・介護支援プログラム[3]を基本的指針として，医療・福祉サービスを利用することになる．その経験については後述する．

第Ⅰ部　自動車運転再開に必要な基礎知識

表2　TBI後遺症に向けた認知リハのエビデンスレベル（抜粋）[11]

	レベル1	レベル2	レベル3	レベル4	レベル5	意見不一致
注意を改善するために設計された特定の構造化訓練プログラムは無効である		○				
二重課題を課す訓練は情報処理速度に効果的である		○				
記憶障害に向けた代償手段として外部補助器具の使用を研究は支持する		○				
仮想現実プログラムはTBI後の認知機能を強化しない			○			
記憶の再訓練は，記憶評価テストの成績に関らず，機能回復に有効と思われる		○				
間隔を空けて想起することは記憶の改善に効果的である			○			
間隔を置いて反復することは脳損傷後の記憶を改善する			○			
遂行機能障害を治療するための，グループを基本とする介入は脳損傷後の遂行機能障害を支援するとはいえない						○
目標管理訓練は紙と鉛筆の日常課題と食事の準備の改善に役立つ		○				
余暇活動の形式を取る目標設定が損傷後の同一の目標達成に効果的である				○		
ドネペジルは損傷後の注意と短期記憶の改善に役立つ	○					
ドネペジルは脳損傷後の記憶の改善に有効である				○		

2● 認知リハとガイドライン

　ガイドラインはある医療行為に向けて，エビデンスレベルに基づく推奨事項をまとめたものである．わが国では脳卒中関連5学会が作成した「脳卒中治療ガイドライン2009」に認知障害に対するリハの項目がある．ここでは認知リハの実施に推奨グレードB（行うようすすめられる）が与えられている．記憶障害のリハについては推奨グレードBの事項が2つ掲げられている．注意障害については推奨グレードBが1つ，推奨グレードC1（行うことを考慮してもよいが，十分な科学的根拠がない）が2つある．ここに引用された論文等はすべて国外での研究成果に基づいている．わが国ではエビデンスを諸外国の研究に求めるのは諸般の事情により致し方ないとして，高いエビデンスレベルのリハを実施しようとしても国内事情により必ずしも同じようにはできないことと，オリジナルと同じでなければエビデンスの根拠がゆらぐ可能性があることは知る必要がある．その点を踏まえての認知リハの実施である．高次脳機能障害をもつ者の約60％が身体機能障害をもっていることから，必要があれば他の身体障害に向けたリハと一緒に実施する必要があり，認知リハだけというわけにはいかないことも多い．

　さらに機能障害レベルで認知リハの帰結を求めれば，メタ解析を含めた多くの報告がある．中等度から重度の外傷性脳損傷例を対象として訓練や薬剤処方のエビデンスレベルを示すことに特化した2011年の報告[11]では，352項目の中から注意障害，記憶障害，遂行機能障害に向けた訓練方法だけに着目しても，エビデンスレベル2に達する訓練手法がいくつかみられる（表2）．2003年に別の組織から出された，外傷性脳損傷を含めた脳損傷後遺症ついての報告[12]では認知，情動，行動管理の項目で，認知リハを実行すること自体が推奨グレードBとなっていて，細目別では推奨グレードA（行うよう強くすすめられる）もある．

　臨床現場でリハに携わる者としては当然自らの治療成績について統計を取りたいところであるが，TBIは受傷から1年以内では自然回復の傾向が強く，とりわけ最初の6か月はその傾向が顕著であ

る．したがって訓練者自身にはどこまでが自然経過でどこまでが訓練の成果であるか直観では判断できず，大掛かりな計画と詳細な統計によって初めて有効性が確認可能となる．

さらに，認知リハの評価方法についても配慮が必要である．医療機関やリハ専門機関における訓練の有効性は訓練前と訓練終了から間もない時期での比較であることが多く，それらの機関を離れてからの評価をみることは多くない．これは諸外国のエビデンスにおいても同じことがいえる．認知リハで常に問題にされるのは，その課題を反復練習することが般化するかどうか，すなわち生活全体のスキルによい影響を及ぼし得るかどうかということである．これに加えて日常生活に戻ってからの長期的予後にどのように影響を及ぼすかということであり，実施には困難が伴うが研究対象として重要である．

3● 生活訓練

高次脳機能障害者に対する生活訓練は，医学的リハが主として記憶，注意，遂行機能等の障害の改善に視点をおいていることと比較して，医学的リハを経てなおかつ残存する障害の状態に基づき，日常生活や社会活動に必要な能力を高め，社会生活への適応を図ることが重要な視点となる．よって，本人に対する直接的訓練のみならず，環境調整，家族等に対する支援など，生活全般における幅広い対応を必要とするとともに，個々の訓練内容は生活全体のなかで相互に関連付けられながら実施される必要がある．状況により起床，就寝に関する訓練や支援が必要な場合では，24時間の生活全体での関わりが必要となる．障害者支援施設が医療機関などと連携して実施する．

4● 職業訓練

生活訓練が適切に実施された後において，適切な職務を選択し，就労環境を調整するために職能訓練の実施が必要となる．職場での業務の遂行は正確性，速度，判断力などが生活場面より要求され，職場としての適切な言動が求められるため，高次脳機能障害者にとって課題が出現しやすい．そこで障害特性と業務のもつ特性から，職業生活をシミュレーションできる環境（就業規則，職制，業務などを設定した模擬的な職場など）を設定し，そこでの職業準備訓練を高次脳機能障害者の職能訓練とする．障害者支援施設が地域障害者職業センター，就労継続支援事業所と連携して実施する．

5● わが国での帰結

わが国では，認知障害への関心と相俟って認知リハの浸透には目を見張るものがある．一方，その帰結を社会参加時期に求める研究はいくつかの機関での業務報告として知られるぐらいである．そのような萌芽的な研究の取り組みの一つとして2009年から2010年にかけて国立障害者リハビリテーションセンターは全国の支援拠点機関を通じて，生活の自立を目指すレベルにあり，医療機関で認知リハを行った高次脳機能障害者を対象に，受傷・発症1年後の状態像を調査した[13]．対象者は120名（うち男性98名：平均年齢42歳）で原因疾患はTBI 54％，脳血管障害33％，その他13％であった．医療機関を退院するまでの平均日数は193日であり，おおむね半年である．入院リハは作業・理学・言語・心理療法の4種類すべてを行った人が45％，3種類以上の療法を組み合わせた人が81％を占め，1日あたり各1〜2単位を約3か月継続するというのが標準的な様式であった．また，退院後の通所

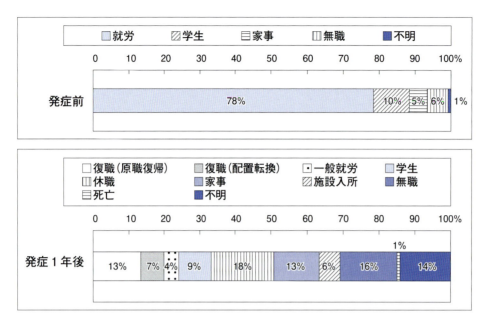

図1　受傷1年後の就労・就学等の状況

リハは，作業・言語療法を中心に，週に各4～6単位を4～5カ月継続していた．福祉サービスの利用者は39％であった．その結果，機能評価としてバーセル・インデックスとMMSEは確実に向上した．退院時をおおむね受傷・発症後半年とすれば，最初の半年に目立って回復し，その後の半年で緩やかに回復するという理論通りのグラフである．そこで就労・就学状態に目を向けると（図1），発症前が就労78％，学生10％，家事5％，無職6％，不明1％であったのに対し，発症1年後では復職（原職または配置転換）19％，一般就労（新規）4％，学生8％，休職17％，家事10％，施設入所5％，無職16％，死亡1％，不明21％であった．復職と一般就労を含めて23％，学生（復学・入学）8％を含めると31％になった．

このデータではまず31％が就労・就学を果たしたという事実は大きい．モデル事業で2003年当時[8]，医療機関で診断・治療を受けなかった群では就労4.9％，就学3.5％，合計8.4％だったことと比較して，はるかに高い就労率，就学率を示している．また当時医療機関で診断・治療を受けた群では就労21.7％，就学18.1％，合計39.8％だったが，この数字は1年よりずっと長期の経過観察結果である．したがって全国的に集積した症例での就労・就学率は，1年後の数値としては十分に評価できるものである．今後長期の経過観察が実施されればさらに数値は高くなるものと考えられる．この帰結に認知リハだけを要因とすることはできないが，わが国で認知リハのシステムが生み出した成績として尊重されるべきである．

■文　献

1) 岩田誠：高次脳機能障害．和顔施2：46-47，2004．
2) 中島八十一：高次脳機能障害の現状と診断基準．中島八十一，他（編）：高次脳機能障害ハンドブック—診断から自立支援まで—．医学書院，東京，1-20，2006．
3) 厚生労働省社会・援護局障害保健福祉部，他：高次脳機能障害者支援の手引き（改訂第2版）．国立障害者リハビリテーションセンター，所沢，2008．（高次脳機能障害情報・支援センターHPから閲覧可能）
4) ルリアAP：神経心理学の基礎　脳のはたらき（第2版）（鹿島晴雄訳）．創造出版，東京，1999．

5) Miller H, et al : The long-term prognosis of severe head injury. Lancet 30 : 225-229, 1965.
6) プリガターノ GP：神経心理学的リハビリテーションの原理（中村隆一監訳）．医歯薬出版，東京，2002.
7) Lezak MD : Neuropsychological Assessment (3rd ed). Oxford University Press, New York, 1995.
8) 高次脳機能障害支援モデル事業報告書―平成13年～平成15年度のまとめ―．国立身体障害者リハビリテーションセンター，2004年．
9) 先崎章：高次脳機能障害精神医学・心理学的対応ポケットマニュアル．医歯薬出版，東京，2009.
10) 浦上裕子，他：脳損傷後の高次脳機能障害に対する包括的集中リハビリテーションの効果．The Japanese Journal of Rehabilitation Medicine 47 ; 232-238, 2010.
11) The ERABI Research Groups : Evidence Based Review of Moderate to Severe Acquired Brain Injury. Executive Summary-ERABI, 2011 (on-line).
12) Turner-Stokes L. Rehabilitation following acquired brain injury, National clinical guidelines. British Society of Rehabilitation Medicine and the Royal College of Physicians, 2003 (on-line).
13) 今橋久美子：高次脳機能障害を持ち認知リハビリテーションを受けた患者の社会的帰結調査．厚生労働省科学研究費補助金，高次脳機能障害者に対する地域生活支援の推進に関する研究，平成23年度総括・分担研究報告書，2012.

3 神経心理学的検査

岡﨑哲也 | 産業医科大学リハビリテーション医学

1 はじめに

　高次脳機能障害者が自動車運転を再開するには道路交通法施行規則第23条に基づく視力，色彩識別能力，聴力，運動能力について普通免許の適性試験合格基準を満たすことが前提となる．次に病院内評価において安全な自動車運転の支障となる程度の高次脳機能障害がないことを確認する必要がある．本章では医療機関で行う神経心理学的検査について比較的簡易なものと標準化されたものに分けて概説する．

2 簡易な神経心理学的検査

　簡易な神経心理学的検査については本章で紹介する検査も含めて，広く用いられているにもかかわらず，わが国における正常値が明確に示されていないものが多い．諸家の報告を参考にしながら成績の判定を行う．検査の成績には年齢や性別，教育歴ほか多くの因子が影響し，なかでも年齢の影響は大きい．可能な限り年齢に応じた正常値を用いる．

1 ● Mini-Mental State Examination（MMSE）

　MMSEは国際的に用いられる認知機能のスクリーニング検査である[1]．見当識，記憶，注意，言語，視空間認知などについて短時間で評価でき，動作性の項目を含んで失語，失行，失認などの検出を意図している（図1）．
　わが国では改訂長谷川式簡易知能評価スケール（HDS-R）も認知機能のスクリーニングとして広く用いられる[2]．見当識や即時・近時記憶，作動記憶などを含む点はMMSEと共通するが，HDS-Rは視空間認知の要素を含まない．そのため，たとえば高度の半側空間無視があっても減点されにくい．MMSEでは23点以下，HDS-Rでは20点以下で認知症を疑う一般的なカットオフポイントが示されている．これらはあくまで高齢者における認知症のスクリーニングを目的とした設定であり，自動車運転再開を検討する高次脳機能障害者，特に若年者にこれらのカットオフポイントはあてはまらない．

1.	今年は平成何年ですか． (1) 今の季節は何ですか． (1) 今日は何曜日ですか． (1) 今日は何月ですか． (1) 今日は何日ですか． (1)	6.	（時計を見せながら）これは何ですか． (1) （鉛筆を見せながら）これは何ですか． (1)
		7.	次の文章をくりかえして下さい． 「みんなで力を合わせて綱を引きます」 (1)
2.	ここは何県ですか． (1) ここは何市ですか． (1) ここは何病院ですか． (1) ここは何階ですか． (1) ここは何地方ですか． (1)	8.	（3段階の命令） 右の手でこの紙を持って下さい． (1) それを半分に折りたたんで下さい． (1) 机の上に置いて下さい． (1)
		9.	ここに書いてある通りにして下さい． 「目を閉じて下さい」 (1)
3.	これから言う3つの 言葉を言ってください． 「机，たばこ，鍵」 (3)	10.	何か文章を書いて下さい． (1)
4.	100から順番に7を引く （5回まで） (5)	11.	次の図形を書いて下さい． (1)
5.	先ほど覚えてもらった言葉を もう一度言って下さい． (3)		( )内は配点

図1　Mini-Mental State Examination（MMSE）（産業医大変法）

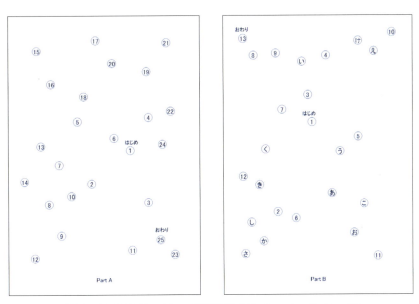

図2　Trail Making Test 検査用紙（左；Part A，右；Part B）

2● Trail Making Test（TMT）

　TMT は視覚的注意や視覚運動協調性などの検査として国際的に広く用いられている．わが国でのTMT の施行方法については各施設間で必ずしも統一されておらず，我々の施設でも用いているReitan（1958）の図版[3]のアルファベットをかな文字に置きかえた日本語改訂版（図2）や，鹿島ら（1986）の日本語版[4]など複数の図版が用いられている．TMT は Part A と Part B からなり，Part A はラ

表1 健常若年者におけるTrail Making Testの成績（文献5より引用）

群	Part A（秒）	Part B [a]（秒）	B/A比
15～19歳群 (n=35)	30.5 *28.7 (10.3)*	54.0[b,c] *56.2 (19.4)*	1.98 *2.05 (0.61)*
20～24歳群 (n=49)	23.8 *24.2 (7.0)*	46.5 *47.6 (15.1)*	1.84 *2.03 (0.65)*
25～30歳群 (n=40)	22.8 *24.2 (6.8)*	45.1 *47.3 (15.1)*	1.92 *2.04 (0.62)*
合計 (N=124)	23.8 *25.5 (8.2)*	49.1 *49.9 (16.1)*	1.86 *2.04 (0.62)*

上段：中央値，下段：平均値（標準偏差）
a Kruskal-Wallis検定, $p<0.05$　　b Steel-Dwass法 15～19歳群 vs. 20～24歳群, $p<0.05$
c Steel-Dwass法 15～19歳群 vs. 25～30歳群, $p<0.05$,

表2　健常中高年者におけるTrail Making Testの成績（文献6より改変引用）

	年齢		
	45～54 (n=26) （平均±標準偏差）	55～64 (n=32) （平均±標準偏差）	65～74 (n=18) （平均±標準偏差）
TMT（秒）			
Part A	32.0 ± 8.4	32.1 ± 6.6	47.8 ± 14.3
Part B	76.0 ± 27.9	83.3 ± 25.5	112.7 ± 31.7

表3　健常中高年者におけるReyの図の成績（文献8より改変引用）

	平均	（標準偏差）	範囲
模写	35.7	(0.6)	34～36
3分後再生	18.8	(5.7)	10～31

健常人30名：平均年齢68.1歳（標準偏差6.5，範囲55～78歳）

ンダムに配置された1から25の数字を順に（1→2→3→4…）線で結ぶよう被験者へ求める．Part Bでは1から13の数字と「あ」から「し」までのかな文字を交互に順に（1→あ→2→い…）線で結ぶように求める．いずれも所要時間を成績とするが，影響が大きい年齢に応じた評価が必要である．参考として図2の検査用紙を用いたわが国での健常若年者（表1）[5]，健常中高年者（表2）[6]の標準成績に関する報告例を示す．

3● Rey-Osterrieth複雑図形検査（Reyの図）

Reyの図[7]は視覚性記憶や視空間認知を評価する課題として行われる（図3）．まず図に示す図形の模写を求める．原法では図形のある部分が完成するごとに検者が違う色の色鉛筆を渡して色の順序を書き留めるが，現在わが国では簡略化して1本の黒鉛筆を使用することが多い．模写の終了時点では後に再生を求めることには言及せず，他の課題や雑談などで一定時間をおいた後に白紙のみを渡して模写した図形を思い出して描くよう指示する．模写から再生までの時間は3分間から30分間，60分間までさまざまな方法がとられている．描かれた図はあらかじめ設定された18のユニット各々の採点基準に従って採点する．健常中高年者の模写と3分間後再生の正常値例[8]を表3に示す．Reyの図の再生では他の模写や抹消課題では生じなかった軽度の半側空間無視が明らかとなることがある．

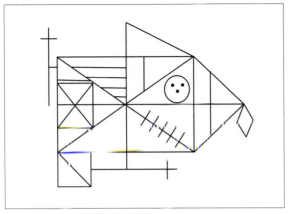

図3　Rey-Osterrieth複雑図形

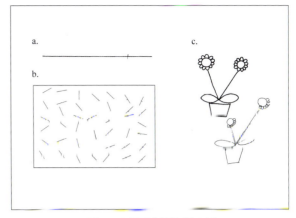

図4　左半側空間無視の例

a. 線分二等分試験
中央につけるべき印が右方へ片寄っている．
b. 線分抹消試験
すべての線分につけるべき印を右方2列のみにつけている．
c. 図形模写
左方の花びらが描かれていない．

3　標準化された神経心理学的検査

　わが国で作成もしくはわが国の実状に応じて翻訳され，標準化のプロセスを経て明確に正常値が示されている神経心理学的検査は多くない．そのなかから高次脳機能障害者の自動車運転再開に向けた評価において一般に用いられるものを紹介する．これらの検査は前項で述べた簡易な検査に比べて被験者の負担も検査者の手間も大きなものとなる．また，繰り返しによる見かけ上の成績向上の問題もあるので検査適応や実施時期について十分考慮した上で行われるべきである．

1　日本版WAIS-III（WAIS-III）

　ウェクスラー成人知能検査（Wechsler Adult Intelligence Scale：WAIS）は国際的に最も普及している知能検査であり，わが国ではその第3版の日本版である日本版WAIS-III[9]が広く用いられている．「知能」が何を指し示すのかは難しい問題であり多様な定義が提唱されているが，Wechslerは「知能とは，目的的に行動し，合理的に思考し，効率的に環境を処理する個人の相対的能力である」と定義している．

　WAIS IIIは設問に対して口頭で回答する7つの言語性下位検査と，行為をもって回答する7つの動作性下位検査から構成される．目的によっては特定の下位検査を省略して実施することもある．成績は言語性，動作性の知能指数（以下，IQ），言語理解，知覚統合，作動記憶，処理速度の4つの群指数をもって表される．また全検査IQを言語性IQと動作性IQから算出するが，この両者の差が大きいと全検査IQは実質的な意味をなさない．言語性知能は結晶性知能，動作性知能は流動性知能とも呼ばれる．

　本検査の適用年齢は16歳から89歳である．下位検査の素点をもとに換算表から13に区切られた各年齢群に対応した評価点を算出するので同じ素点でも年齢によって評価点が異なり，ひいては知能

指数，群指数も異なってくる．IQ，群指数は平均が100，標準偏差が15となるように作成されているので理論上は90〜109に健常者の50％，80〜119には82.2％が含まれることになる[10]．IQと群指数を記述的に表現すると表4のようになる[10]．

運転再開の判断に迷うような症例ではおおむね平均以上の成績のなかで群指数の処理速度に属する符号や記号のみが境界域や特に低い成績となる場合がある．これらの低下は精神運動速度の低下を示唆し，運転行動に影響する可能性がある．このような症例ではIQの数値としてまとめると平均範囲に含まれるので，群指数や各下位検査の成績，視覚的に表されたプロフィールにも着目する必要がある．

表4 IQと群指数の記述的分類
（文献10より改変引用）

IQ/ 群指数	分類
130 以上	特に高い
120〜129	高い
110〜119	平均の上
90〜109	平均
80〜89	平均の下
70〜79	境界線
69 以下	特に低い

2● 日本版ウェクスラー記憶検査法（WMS-R）

記憶の総合的評価としてはウェクスラー記憶検査改訂版が国際的に最も普及しており，WASI-Ⅲと組み合わせて実施されることが多い．わが国でも日本版ウェクスラー記憶検査法[11]が出版され広く用いられている．WMS-Rは13の下位検査から構成され，言語性記憶，視覚性記憶，一般的記憶，注意／集中力，遅延再生の5つの指標が算出される．

適用年齢は16〜74歳で素点，合成得点（重みづけされた素点の合計）から9つに区切られた各年齢群に対応した評価指標へ換算される．このため同じ素点であっても年齢によって評価指標は異なる．指標に対する評価は前述のWASI-Ⅲと同様であり，100が平均となるように作成されている．

WMS-Rにおいて言語性記憶指標，動作性記憶指標は刺激呈示の直後に回答を求めた結果であり，主にその場で物事を覚え込む能力（記銘力）を評価していることを認識しておく必要がある．遅延再生指標の項目ではいったん記銘した内容について30分後に回答を求めており，世間でいうところの記憶のイメージに近い．一般的記憶指標は言語性記憶と動作性記憶から算出するが，この両者の差が大きいと一般的記憶指標は実質的に意味をなさないものとなる．

3● BIT行動性無視検査 日本版（BIT）

半側空間無視とはさまざまな刺激に対する反応や行動に際し，要素的な感覚，運動障害をもたないのに，大脳病巣の反対側に与えられた刺激に気付かず，反応しない状態である[12,13]．半側空間無視は頻度が高い症状で，かつ運転適性に大きく影響する．運転再開を検討する脳損傷後慢性期の半側空間無視はそのほとんどが右大脳半球損傷に伴う左側の無視である（図4）．

BITは半側空間無視の評価として標準化された検査であり，わが国でも広く用いられている[14]．原則的に古くより行われている机上検査を集めた6つの通常検査で半側空間無視の有無を判断し，半側空間無視があれば日常生活場面を想定した9つの行動検査を日常的問題の予測やリハビリテーション課題選択に利用する（表5）．

日常生活動作の自立に重きを置く立場からはBITの成績が良好であれば半側無視はないとの解釈で十分であるが，自動車運転再開を考える場合はその限りではない．BITでは時間をかけながら最後に左側の刺激に反応した場合でも減点とならない．よって短時間で左右の刺激への反応を求められる運転場面での反応は担保されない．BITでカットオフ点を上回っていても運転再開の条件を満た

表5 BIT通常検査，行動検査，各下位検査の最高点とカットオフ点

通常検査		最高点	カットオフ点*
1	線分抹消試験	36	34
2	文字抹消試験	40	34
3	星印抹消試験	54	51
4	模写試験	4	3
5	線分二等分試験	9	7
6	描画試験	3	2
合計得点		146	131

行動検査		最高点	カットオフ点*
1	写真課題	9	5
2	電話課題	9	7
3	メニュー課題	9	8
4	音読課題	9	8
5	時計課題	9	8
6	硬貨課題	9	8
7	書写課題	9	7
8	地図課題	9	8
9	トランプ課題	9	8
合計得点		81	68

＊カットオフ点以下を異常とする．

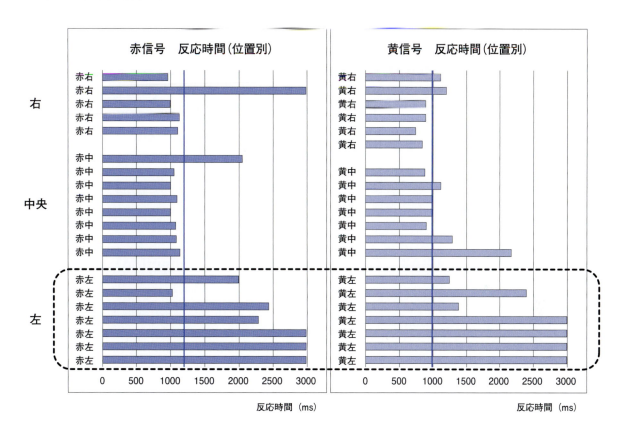

図5 簡易自動車運転シミュレーター反応時間課題結果（信号位置別に再構成）
パソコン画面上の左右，中央にランダムに表示される信号に対して赤信号ではアクセルを放しブレーキを踏み，黄信号ではアクセルを放す．

しているとはいえない点に注意が必要である．急性期からの経過中に半側無視症状があった場合は左右の刺激への反応時間の差異や，左右別々に刺激呈示された場合には認識できるが左右同時に刺激呈示された場合には左側からの刺激を認識できない視覚消去現象の有無などを慎重に確認する必要がある．図5に示す症例は右大脳半球損傷後にBIT通常検査が141/146とカットオフ以上であり日常生活でも左半側空間無視を認めなかった．しかし，簡易自動車運転シミュレーター（SiDS）反応時間課題では明らかに左側信号への反応時間が遅延しており，左側への注意低下が明らかであった．

4● BADS 遂行機能障害症候群の行動評価 日本語版（BADS）

　遂行機能とはおおまかには段取りをつける能力，問題を解決する能力といえる．遂行機能は，①目標を設定する，②計画を立案する，③目標に向かって計画を実行する，④自分の行動が目標に近づいているかを評価しながら効果的に行動する，という要素からなる[15]．遂行機能は前頭葉機能との関連が深く，知能低下や記憶障害を伴わずに遂行機能障害が起こりうる．また，自ら段取りをつける機会に乏しく受動的な入院生活では気づかれず，社会復帰して初めて遂行機能障害が顕在化することがある．

　遂行機能障害は自動車運転およびその周辺の行動（経路選択，所要時間の見通し，トラブル時の対応など）に影響する．

　BADS は遂行機能障害についてさまざまな行動面を評価する系統的検査として開発され，日本版も出版されている[16]．規則転換カード検査，行為組立検査，鍵探し検査，時間判断検査，動物園地図検査，修正 6 要素検査の 6 つの下位検査から構成される．各下位検査は課題の達成度と所要時間より 0 ～ 4 点のプロフィール得点として評価され，各検査の合計が総プロフィール得点（24 点満点）となる．総プロフィール得点を 3 つの年齢群で補正した標準化得点（平均 100，標準偏差 15）をもって WAIS-III の IQ ように 90 ～ 109 を平均とした評価が可能である．また，BADS には本人向けと本人の状況をよく知る近親者もしくは介護者に向けた 20 の質問を各々 0 ～ 4 点の 5 段階に評価する遂行機能障害質問紙も用意されている．質問紙より遂行機能障害の質的情報を得るともに本人の回答と第三者の回答の相違から患者の障害認識を知ることもできる．

5● 標準注意検査法（CAT：Clinical Assessment for Attention）

　注意機能は言うまでもなく運転適性に関連が深い．学術的に述べる際の注意にはさまざまな側面があり，ここでは図 6 に Sohlberg らの臨床的モデル[17]を示す．

　CAT はわが国における注意障害に関する標準化された検査法として 2006 年に日本高次脳機能障害学会の編集により刊行された[18]．7 つのサブテストから構成され（図 7），そのうち Continuous Performance Test（CPT）はパソコンを用いて約 50 分間を要し，持続性注意に関する能力を検討可能である．年代別に 20 ～ 70 歳代の 6 種類のプロフィール用紙が用意されており，検査結果を年代別の健常例成績や設定されたカットオフ値と比較することができる．よってたとえば実年齢である 20 歳代健常例のプロフィールから逸脱していても 70 歳代健常例のプロフィールには一致するような症例もある．現実に多数の 70 歳代健常者が自動車運転を行っているなかで，このような症例の自動車運転再開には総合的な判断が求められる．

- ●注意集中（focused attention）
  刺激へ反応する基礎的なかまえ
  （例：音のしたほうへ顔を向ける）
- ●持続性（sustained attention）
  一定時間に注意の強度を維持する．
  情報を能動的に処理，保持する．
- ●選択性（selective attention）
  複数の刺激のなかから特定のものに注意を集中する．
- ●転動性（alternating attention）
  注意を柔軟に他へ振り向ける．
- ●容量（配分）（divided attention）
  同時に複数の作業に注意を配分する．

図 6　注意の臨床的モデル（文献 17 より改変引用）

```
① Span                                              (単純な注意の範囲・強度)
    1) Digid Span         数唱
    2) Tapping Span       視覚性スパン
② Cancellation and Detection Test    抹消・検出検査    (選択性注意)
    1) Visual Cancellation Task    視覚性抹消課題
    2) Auditory Detection Task     聴覚性検出課題
③ Symbol Digit Modalities Test (SDMT)               (注意の分配, 変換, 制御)
④ Memory Updating Test    記憶更新検査              (注意の分配, 変換, 制御)
⑤ Paced Auditory Serial Addition Test (PASAT)      (注意の分配, 変換, 制御)
⑥ Position Stroop Test    上中下検査     (注意の分配, 変換, 制御・葛藤条件の監視)
⑦ Continuous Performance Test (CPT)                (持続性注意)
```

図 7　標準注意検査法 CAT の構成

4　おわりに

　神経心理学的検査は適切な条件のもとに正しい手順で行い，被験者の年齢に一致した標準値を用いて判定する．そして検査成績の最終的な解釈は，当該検査のスコアのみによらず病歴，画像所見，理学所見，日常生活や社会生活の上での情報や行動観察をもとに総合的に行われなくてはならないことを強調したい．

■文　献

1) Folstein MF, et al : "Mini-mental state" A practical method for grading the cognitive state of patients for the clinician. J Psychiatr Res 12 : 189-98, 1975.
2) 加藤伸司, 他：改訂版長谷川式知能評価スケール（HDS-R）の作成. 老年精神医学 2：1339-1347, 2007.
3) Reitan RM : The validity of the Trail Making Test as an indicator of organic brain damage. Perceptual and Motor Skills 8 : 271-276, 1958.
4) 鹿島晴雄, 他：注意障害と前頭葉損傷. 神経研究の進歩 30：847-858, 1986.
5) 岡﨑哲也, 他：高次脳機能障害に使用される簡易な神経心理学的検査の青年標準値—Mini-Mental State Examination, Trail Making Test, Wisconsin Card Sorting Test パソコン版, 三宅式記銘力検査—. Jpn J Rehabil Med 50：962-970, 2013.
6) 安部光代, 他：前頭葉機能検査における中高年健常日本人データの検討. 脳と神経 56：567-574, 2004.
7) Lezak MD, et al. Neuropsychological assessment, 5th ed. Oxford University Press, New York, 499-504, 574-586, 2012.
8) Ishiai S, et al : Unilateral spatial neglect in AD : Significance of line bisection performance. Neurology 55 : 364-370, 2000.
9) 日本版 WAIS-III 刊行委員会：WAIS III 成人知能検査. 日本文化科学社, 東京, 2006.
10) 日本版 WAIS-III 刊行委員会：WAIS-III 理論マニュアル. 日本文化科学社, 東京, 68-79, 2006.
11) 杉下守弘：WMS-R 日本版ウェクスラー記憶検査. 日本文化科学社, 東京, 2001.
12) 山鳥重：神経心理学入門. 医学書院, 東京, 83-88, 1985.
13) Heilman KM, et al : Mechanism underlying hemispatial neglect. Ann Neurol 5 : 166-170, 1979.
14) BIT 日本版作製委員会：BIT 行動性無視検査 日本版. 新興医学出版社, 東京, 1999.
15) Lezak MD : The problem of assessing Executive Functions. Int J Psychol 17 : 281-297, 1982.
16) 鹿島晴雄（監訳）：BADS 遂行機能障害症候群の行動評価 日本版. 新興医学出版社, 東京, 2003.
17) Sohlberg MM, Mateer CA : Cognitive Rehabilitation. The Guilford Press, New York, 125-129, 2001.
18) 日本高次脳機能障害学会（旧 日本失語症学会）：CAT/CAS 標準注意検査法・標準意欲評価法. 新興医学出版社, 東京, 2006.

第Ⅰ部 自動車運転再開に必要な基礎知識

4 就労と社会参加

佐伯 覚 | 産業医科大学リハビリテーション医学講座

1 はじめに

　外傷性脳損傷（traumatic brain injury：TBI）の特徴として，就労年齢にある若年成人に多く，運動機能障害よりも，認知・行動障害など高次脳機能障害に起因する障害が著しい．受傷後の社会参加，特に就労状況は当事者本人のみならず，家族にとってもきわめて重要な問題である[1]．就労できなければ，就労に伴う社会生活上の自己管理や時間管理の機会を失い社会的孤立を招くことになる[2]．つまり，働き盛りの年齢にありながら，日中することもなく無為に過ごし，家の中で閉じこもってしまうことになり，家族への経済的負担，保険金や労災などの社会的保障システムへの依存度を高めることにもなる．近年，国際生活機能分類（International Classification of Functioning, Disability and Health：ICF）の導入による障害概念の変革が進み，障害者にとって就労（復職を含む）や社会参加はより重要な要素となり目標となった．就労は経済的問題だけでなく，生産的な雇用を通じて障害者の回復を促進する，障害の受容および自己認識を高め改善する，そして，二次的な障害や薬物濫用などの社会的不適応を減らすとされている．TBI患者にとっての就労とは，このような問題を背景とした上での社会復帰の一形態であるが，障害モデルとしては「認知・行動障害の社会的適応への挑戦」ともいえよう．

　本章ではTBIに伴う高次脳機能障害者の社会参加と就労に関して，特に復職に着目して，復職の現状，復職予測要因，社会参加の評価について詳述する．また，脳卒中患者についても一部述べる．

2 復職の現状

　近年の代表的な復職研究をTBI患者と脳卒中患者に分けて，それぞれ表1と表2にまとめた．復職率は，TBIで12.5〜70％，脳卒中では13〜74％と広範囲に及ぶ．わが国で実施した調査によれば，復職率はTBIで10〜30％，脳卒中では30〜50％の報告が多い．これらの復職率を解釈するには，次の点を十分に考慮する必要がある[13]．

　復職転帰の問題は，その成功をどのように定義するかということから始まる．以前の職場に復帰することなのか，同じ職種や作業なのか，配置転換や就業措置を要するのか，フルタイムあるいはパー

表1 外傷性脳損傷(TBI)の復職率

研究	対象者	復職率(%)	受傷後追跡期間	国名
McMordie, et al, 1990[3]	TBI重症度はさまざま(脳卒中患者を一部含む)	45,ただし競争的雇用は19	平均6年	米国
Rao, et al, 1990[4]	TBI重症度はさまざま	66(復職/復学)	16か月	米国
Ruff et al, 1993[5]	重症TBI	18(6か月),31,(12か月),66=復学		米国
Dombovy & Olek, 1997[6]	軽症~中等症TBI	39.5	退院後6か月	米国
Ruffolo, et al, 1999[7]	自動車事故後の軽度TBI(受傷前,全員就業)	12=フルタイム,30=就業措置有	6~9か月	カナダ
Chua & Kong, 1999[8]	TBI重症度はさまざま	25	1年	シンガポール
Possl, et al, 2001[9]	重症TBI(脳卒中含)	37=安定した受傷前の復職,28=退職	7年	ドイツ
Haboubi, et al, 2001[10]	軽症TBI	87.5	6週	英国
Saeki, et al, 2006[11]	TBI重症度はさまざま	32(復職/復学)	7.5年	日本

表2 脳卒中後の復職率

| 研究 | 対象者数 | 復職率(%) | 追跡期間(特に断りがなければ,発症後) | | | 国名 |
			平均	一定期間	その他	
Camerlingo, et al, 2000	135	61		1年		イタリア
Leys, et al, 2002	235	74	3年			フランス
Kersten, et al, 2002	213	35			範囲,1~26年	英国
Low, et al, 2003	105	13			範囲,0~27年	英国
Vestling, et al, 2003	120	41	2.7年			スウェーデン
Naess, et al, 2004	158	69	5.7年			ノルウェー
Varona, et al, 2004	240	53	11.7年			スペイン
Adams, et al, 2004	127	62		1年(リハ後)		米国
Kersten, et al, 2004	286	28			範囲,2~5年(大多数)	英国
Teasdale, et al, 2005	104	45		5年		デンマーク
Glozier, et al, 2008	210	53		6か月		ニュージーランド
Busch, et al, 2009	266	35		1年		英国
Saeki, et al, 2010	325	55		18か月		日本

(文献12より許可を得て転載.一部省略)

トタイムなのか,他の会社へ転職したのか,再訓練が必要なのか,競争的雇用のままなのか? このように復職の定義は数多くあり,国や文化背景などの影響を受け研究報告によって大きく異なっている.復職転帰を数段階に区分する方法,たとえば,復職成功をフルタイム・パートタイム・職業訓練・保護雇用・ボランティア活動あるいは無職に区分する方法がある[1].このような重要な区分は,多くの復職研究では軽視されがちである.復職の定義が異なれば,同一の事象であっても復職成功あるいは不成功に区分され復職率は大きく異なってくる.そのため,報告された復職率を解釈する際には,まず,復職成功の定義に着目する必要がある.

他の問題はTBIの重症度が広範囲に及ぶことである.一般にTBIは軽度・中等度・重度に分類される.この分類は転帰を述べる際の感度としては不十分である.重症度の問題は,さらに他の研究方法論の影響を受け,上述した幅広い復職率をもたらす原因となっている[12,13].それゆえ焦点を絞って,

研究対象を特定の患者集団に限って実施すべきとの意見も多い.

　復職転帰に関するもう一つの問題は復職後の状況, すなわち長期的な雇用継続（職場定着）が可能かどうかということである. 復職を評価する研究の多くは横断的調査であり, ほとんどが受傷後3～5年以内である. 経時的に復職率は増加するけれども雇用は不安定な状態にある. Kreutzer らは米国 TBI モデルシステムを受傷後4年間追跡し, 34％が安定した雇用, 27％が不安定な雇用にあり[14], Possl らは53％が復職しているが2年以内にその多くが退職していると報告している[9]. 雇用患者のほぼ半数において, 彼らの生活のなかで仕事が不安定な要素となっている. 患者特性および雇用支援サービスなど多くの要因が, この不安定さを決定している.

　これまでに公表されたデータに基づけば, TBI 患者の復職はリハビリテーションにおいて困難な挑戦と言わざるをえない. 生産的な雇用は, 社会, 認知・言語, 身体技能を組み合わせた一定以上の能力——リハビリテーションで達成すべき最も上位の機能——が必要とされる. しばしば, 機能的に軽度の障害を有する患者で, 医学的リハビリテーションが成功したのにもかかわらず, 復職が達成されないことがあるのはこの理由による.

3 復職の予測要因

　患者と家族, あるいは, リハビリテーション専門職にとって, 現実的なゴール設定やリハビリテーション計画の策定などに予後予測はきわめて重要である. TBI 関連文献情報は機能回復を目標とする際には有用であるが, 復職を目標とする場合にはかえって混乱を助長することがある. なぜなら, 復職成功には詳細な生理学的要因よりも, 心理社会的, 経済的, 文化的要因がもっと重要な役割を果たしているからである[15]. この事実は, 上述したように, 異なった文化背景という条件によって, 復職率が極端に広範囲に及ぶことでも示されている.

　このような背景のもと, 多くの研究者が TBI 患者に対する復職成功を予測する受傷前および受傷後要因を同定しようと試みてきた（表3）. 特に強調されている要因は次の通りである.
　❶意識障害や外傷後健忘の期間で反映された傷害重症度
　❷傷害から生じた機能障害
　❸傷害前の職種あるいは教育背景
　❹傷害時の年齢

　一方, 脳卒中患者の復職の予後予測研究は TBI とは異なり, 高次脳機能障害よりも身体機能障害を中心に進められてきた[12].

　傷害の重症度は詳しく研究されてきたが, これらの結果の解釈は難しい, なぜなら, 重症度の操作的定義に一致がみられないからである[15]. さまざまな重症度測定法が検討されてきた——意識障害や外傷後健忘の期間, Glasgow Coma Scale（GCS）, Glasgow Outcome Scale（GOS）など——が, これらすべての要因は一致した結論に至らなかった[15,16]. 医学的リハビリテーション後には Disability Rating Scale（DRS）, Functional Independence Measure（FIM）退院時スコア, 入院期間は, 一致して復職する能力との相関が示されている. また, FIM よりも, TBI 患者の障害をより反映する Functional Assessment Measure（FAM）が2年後の職業的転帰を予測する検出力に優れていることが示されている. 傷害の重症度は復職を阻害することは正しいが, 単一スケールのみを用いた重症度評価で復職を正確に予測することはできない.

表3 外傷性脳損傷者の復職に関連する予後予測要因の一覧

変　数	陽性関連	陰性関連	関連無	エビデンス
障害				
傷害重症度				
Glasgow Coma Scale	++		++++	強（関連無）
外傷後健忘		++	++	不一致
昏睡期間		+	+	不一致
Injury Severity Score			+	無
入院期間		+++		強（陰性関連）
受傷からの期間			+	無
受傷原因	+		++	不一致
解剖学的部位			+	無
放射線パラメーター		+	+	無
合併症				
頭蓋内出血			+	無
関連傷害数			++	弱（関連無）
外傷後疼痛			+	無
抑うつ		+	+++	強（関連無）
不安		+	+++	強（関連無）
心理学的問題		+		無
受傷前の精神疾患			+	無
痙攣発作		+		無
機能および構造				
神経心理学的変数				
認知機能	++++	++	++++	不一致
せん妄		+		無
身体的変数				
視野欠損		+		無
麻痺		+		無
遂行機能	+			無
活動				
神経心理学的変数				
知覚			+	無
知能	+			無
主導的			+	無
行動				
行動	+	+	+	不一致
Neurobehavioural Rating Scale		+	++	不一致
情動				
興奮		+		無
活力有			+	無
身体変数				
ADL（歩行含）	+++		++	不一致
残存身体障害／障害レベル		++		弱（陰性関連）
外的要因				
家族	++			弱（陽性関連）
公的補償		+		無
個人要因				
年齢	+	+++	++++	不一致
性別	++		+++	不一致
人種			+	無
社会との接触			+	無
受傷前の教育歴	+++		++++	不一致
薬物濫用		+	+	不一致
逮捕歴			+	無
職業的要因				
収入			+	無
受傷前の職業	+		+	不一致
受傷前の職種の安定性			+	無
特別な職業的準備			+	無

注：文献16に基づいて作成．ICFのコンポーネントごとに区分．＋〜++++は文献の大まかな数．

受傷前の要因や個人特性は障害後の雇用に強い影響を与えており，特に年齢の影響は重点的に検討されてきた．40歳以上の年齢は復職には有意な阻害要因となる．この年齢が抱えている特有の社会経済的要因だけでなく，この年齢の生理学的要因が神経学的な回復に影響し，再雇用の期待や職業再教育訓練の利用を阻害するためでもある．性別の復職に対する影響はないとの報告があるが，わが国の報告では受傷前の社会的役割（男性は仕事に，女性は家庭に）を反映し，受傷後もその役割を継続していることが示されている[17]．

受傷前の雇用状況および教育背景について，Walkerらによる最近の研究では，受傷前の職業が管理的あるいは専門的な患者は3倍，熟練労働者（技術者，販売，サービス業）は1.5倍，肉体労働者より復職しやすいとされている[18]．他の研究でも高学歴で熟練あるいは専門的職種の患者は一致して高い復職率を示している．その理由として，受傷前の職種が身体労働を必要としない場合，受傷後に高い認知能力が保持されていれば，意欲的に早期復職の働きかけが行われる．その反対に，より重度の患者では受傷前の雇用はもはや利用できなくなり，長期の職業リハビリテーションプログラムに参加することになる．また，復職不成功と関連するいくつかの受傷前要因として，精神疾患の既往，傷害原因が暴力であること，以前のアルコールや薬物濫用が指摘されている．

軽度TBI（MTBI）には特に注意を払うべきである，なぜなら，客観的な機能障害と患者の訴えとの間にしばしば乖離がみられるからである[19]．MTBIの約15%が受傷後1年を越えて，外傷後脳震盪症状が残存していると推定されている．復職の際，ごくわずかの神経生理学的欠損が見過ごされるか，明らかになることがある．しかし，客観的な認知障害と復職率との間の相関は明確には示されていない．Ruffuloらによれば，より自己決定裁量権が許されている職種（専門職，管理者，学生）および社会との相互作用が大きい場合は復職しやすい[7]．補償や訴訟が要因となっている状況では，心理社会的問題，疼痛やうつが，傷害の重症度や認知状況よりも大きな役割を果たしている．MTBIの症状と外傷後ストレス症候群（PTSD）とが重なりあうことがあり，特にMTBIが自動車事故によって引き起こされた場合，PTSDの頻度は高まる．神経心理学的症候や障害の多くは，実際，頭部外傷よりもPTSDによって引き起こされることがFriedlandによって示されている[20]．

前述の要因に加えて，復職を予測するために認知遂行に関する神経心理学的検査が用いられている．しかし，非常に多くの評価法が使用されているために研究間の比較が困難となっている．それでも，多くの職種で本質的な能力の低下が復職を阻害していることは一致している——不注意，記憶障害，遂行速度の低下，言語能力の低下など．これらの機能障害は仕事の効率と自律性を減じる，なぜなら，患者は開始すること，組織化すること，優先順位を決めること，意思決定をすることが困難となるからである．神経心理学的検査における遂行能力は，現実生活の機能と相関している．Ryanらは，重度TBI患者に神経心理学的検査を遂行したところ復職を正確に77%予測した[21]．そして最も重要な要因は読解力，言語記憶，言語障害およびうつであった．また，リバーミード行動記憶検査（Rivermead Behavioural Memory Test：RBMT），リバーミード遂行評価バッテリー（Rivermead Perceptual Assessment Battery：RPAB），運動および遂行機能評価には，復職成功ではなく復職不成功を予測することを指摘した研究がある．

上記の知見にもかかわらず，神経心理学的検査の結果の解釈には注意を払う必要がある．Sbordoneは，神経心理学的検査は現実の生活機能や復職を予測するためにデザインされたものでないと述べている[22]．検査は構造化され気が散らないように配慮され，検査セッションは2〜3時間を超えることがない．それゆえ，標準的な評価は，現実の職場環境——多くの気が散るような，何時間も異なった作業に忍耐を要する状況——で浮かび上がる行動や遂行機能症状を検出しにくいという

短所がある．あるいは，患者は彼らが慣れ親しんだ複雑な作業を完遂してしまうこともある．現実生活の遂行能力は，標準的な神経心理学的評価による予測よりも良好な場合がある．そのため，神経心理学的検査を職業リハビリテーションの有用なツールとするためには，障害部分と残存機能の識別，問題が生じている職場環境や作業を管理する際に限定して使用することが望まれる．

復職を予測する多要因を考慮する試みとして，長期の作業遂行転帰を目的変数とした多重回帰分析によって，いくかの決定要因を同定した研究がある[23]．中等度〜重度のTBI患者306名を受傷後24年間追跡し，受傷前の行動問題，男性，Trail Making Test の結果不良，長期間に及ぶ意識障害，SF-36 身体スコアの低値，移動アクセスの制限が，職業的転帰を悪化させることを予測した．にもかかわらず，これらの要因は観察された分散の53％しか説明しておらず，他の不明な，あるいは測定していない要因が転帰に重要な効果を及ぼしていることを示していた．

近年，傷害の重症度とその後の復職を特徴づけるものとして，画像や電気生理学的検査（視覚誘発電位や事象関連電位など）を用いた研究がなされており興味深い．

以上要約すると，TBI患者の復職予測において，受傷前の特性，受傷要因，受傷後の機能障害，個人的および環境的要因間には相互に複雑な作用が存在するため，これらの要因を用いて転帰を予測する能力は中等度にとどまる．すなわち，他の測定していない要因，たとえば，性格，あるいは補償システムなどが復職転帰にみられる変動に寄与している可能性がある．そのため，傷害度や神経心理学的要因のみで一義的に復職を予測することは困難である．

4 社会参加に向けた取り組み

TBI患者，特に高次脳機能障害者にとって社会参加は自己実現の基盤である．しかし，障害の程度や医療社会環境によらず，現実離れしたゴール設定が行われることが多い．本人，家族ならびに医療関係者は「ゴールは必ず復職すること」という「復職至上主義」を取る態度が見受けられる．障害の重度化や障害者の高齢化が進行する今日，就労や生産活動に復帰する例は限られてくる．援助付き就労，福祉的就労，あるいは，それらに代わるボランティア活動なども復職のオプションとして幅広くとらえる必要があり，活用できる社会資源としてそれらを整備してゆく必要がある[1]．

ICFの考え方によれば，復職を含む社会参加を上述のように広義にとらえる必要がある．TBI患者の社会参加を評価するツールとして，Community Integration Questionnare（CIQ）がある．日本語版CIQは増田らが作成しており普及が始まっている[24,25]．また，より定量的な評価を目指してCIQの改訂版であるQCIQ法の開発普及が進んでいる[26]．

わが国では高次脳機能障害に対する包括的な医療・福祉サービスを行う際に必要な診断・訓練および社会参加支援の方法を確立するために，2001年より高次脳機能障害支援モデル事業が開始された．本モデル事業によりTBI患者の精神障害者保健福祉手帳の取得が増加し高次脳機能障害に対する啓発普及が社会的に進んでいることが，Katoらの調査で示されている[27]．

第Ⅰ部 自動車運転再開に必要な基礎知識

5 おわりに

　TBI患者の職業的転帰は厳しいものがある．強力な医学的リハビリテーションを実施し，医学的リハビリテーションが成功したと思えても，復職の失敗によって不成功に終わるかもしれない．軽度のTBIでさえ，注意を維持することを要する作業において問題を引き起こすかもしれない．TBI患者における受傷前の性格，受傷要因，受傷後の機能障害，個人および環境的要因間には複雑な相互作用が存在する．そして，それらは復職の予測を困難にしている．しかし，十分かつ適切なアプローチが探求されたら，重度のTBI患者を含めて一定率は生産的な雇用に復帰できるはずである．医学的リハビリテーションに心理社会的アプローチを加え，十分な職業リハビリテーションサービスと連携することで職業的転帰を改善することが期待できる．

■文　献

1) 佐伯覚，他：脳卒中後の復職―近年の研究の国際動向について．総合リハ 39：385-390, 2011.
2) 小田太士，他：外傷後性脳損傷者の社会生活に関する調査．日職災医 52：335-340, 2004.
3) McMordie W, et al：Return to work after head injury. Brain Inj 4：57-69, 1990.
4) Rao N, et al：Retrun to work after rehabilitation following traumatic brain injury. Brain Inj 4：49-56, 1990.
5) Ruff RM, et al：Predicitions of outcome following severe head trauma：follow-up data from the Traumatic Coma Data Bank. Brain Inj 7：99-100, 1993.
6) Dombovy M, et al：Recovery and rehabilitation following traumatic brain injury. Brain Inj 11：305-318, 1997.
7) Ruffolo C, et al：Mild TBI from motor vehicle accidents：factors associated with return to work. Arch Phys Med Rehabil 80：392-398, 1999.
8) Chua K, et al：Rehabilitation outcome following traumatic brain injury - the Singapore experience. Int J Rehabil Res 22：189-197, 1999.
9) Possl J, et al：Stability of employment after brain injury：a 7 year follow-up study. Brain Inj 15：15-27, 2001.
10) Haboubi N, et al：Short-term sequelae of minor head injury (6 years experience of minor head injury clinic). Disabil Rehabil 23：635-638, 2001.
11) Saeki S, et al：Concurrent validity of the Community Integration Questionnare in patients with traumatic brain injury in Japan. J Rehabil Med 38：333-335, 2006.
12) 佐伯覚，他：脳卒中後の復職―近年の研究の国際動向について．総合リハ 39：385-390, 2011.
13) Shames J, et al：Return to work following traumatic brain injyry：trends and challenges. Disbl and Rehabil 29：1387-1395, 2007.
14) Kreutzer J, et al：Moderating factors in return to work after rehabilitation following traumatic brain injury. J Head Trauma rehabil 18：128-133, 2003.
15) Saltychev M, et al：Return to work after traumatic brain injury：systematic review. Brain Injury 27：1516-1527, 2013.
16) van Velzen JM, et al：Prognostic factors of return to work after acquired brain injury：a systemic review. Brain Injury 23：385-395, 2009.
17) 佐伯覚，他：外傷性脳損傷者の社会参加状況および活動における性差．日職災医誌 54：252-256, 2006.
18) Walker WC, et al：Occupational categories and return to work after traumatic brain injury：a multicenter study. Arch Phys Med Rehabil 87：1576-1582, 2006.
19) Canselliere C, et al：Systematic review of return to work after mild traumatic brain injury：results of the international collaboration on mild traumatic brain injury prognosis. Arch Phys Med Rehabil 95：5201-5209, 2014.
20) Friedland J, et al：Function after motor vehicle accidents：a prospective study of mild heal injury and posttraumatic stress. J Nerv Mentr Dis 189：426-434, 2001.
21) Ryan TV, et al：Utilizing neuropsychological measures to predict vocational outcome in a head trauma population. Brain Inj 6：175-182, 1992.

22) Sbordone RJ : Limitaitons of neuropsychological testing to predict the cognitive and behavioral functioning of persons with brain injury in real-world settings. Neuro Rehabilitation 16 : 199-201, 2001.
23) Devitt R, et al : Prediciton of long-term occupational performance outcomes for adults after moderate to severe traumatic brain injury. Disabil Rehabil 28 : 547-559, 2006.
24) 増田公香, 他：CIQ 日本語版ガイドブック. KM 研究所, 埼玉, 2005.
25) 佐伯覚, 他：CHART・CIQ. 赤居正美（編）：リハビリテーションにおける評価ハンドブック. 医歯薬出版, 東京, 253-260, 2009.
26) 増田公香：障害者の社会参加に関する評価. Jpn J Rehabil Med 50 : 16-20, 2013
27) Kato N, et al : Did the educational campaign to support persons with cognitive dysfunction encourage them to participate in society in Northern Kyushuk, Japan? Brain Injury 27 : 1423-1427, 2013.

第Ⅰ部　自動車運転再開に必要な基礎知識

5　支援体制

白山靖彦｜徳島大学大学院医歯薬学研究部地域医療福祉学分野

1　はじめに

　高次脳機能障害支援は，着実に進展している．このことを社会的事実としてとらえるならば，その証拠となる事象を示し，社会認識として共有することが重要である．こういった観点から白山[1]は，「リアリティ」という表現を用いてその有用性を評価している．リアリティとは，人間にとって関心を喚起する現象のことであり，高次脳機能障害支援はまさしく医療や福祉などに従事する専門職にとってリアリティがある．本章ではそうしたリアリティのある高次脳機能障害支援に関し，支援体制の内容や関わる人材，および実態について報告する．

2　支援体制の概要

1 ● 高次脳機能障害者支援の根拠

　高次脳機能障害者に対する支援の根拠は，障害者総合支援法（地域社会における共生の実現に向けて新たな障害保健福祉施策を講じるための関係法令の整備に関する法律）第3章77条および78条に基づく「地域生活支援事業」である[2]．そして，78条の都道府県が実施する特に専門性の高い相談支援に係る事業については，地域支援事業実施要綱の通知により，「高次脳機能障害及びその関連障害に対する支援普及事業」（図1）内に明確に位置づけられている．その内容は，各都道府県が支援拠点機関を指定し，そこに支援コーディネーターを配置する，としている．具体的には，支援コーディネーターが中心となり，専門的な相談支援，関係機関との地域支援ネットワークの充実，研修等による普及啓発を行う．また，高次脳機能障害情報・支援センターが国立障害者リハビリテーションセンター内に新たに設置され，各都道府県支援拠点機関と連携してさまざまな情報収集・整理・発信を行っている．なお，施策関係通知などに関しては，高次脳機能障害情報・支援センターのホームページ上で閲覧が可能である．

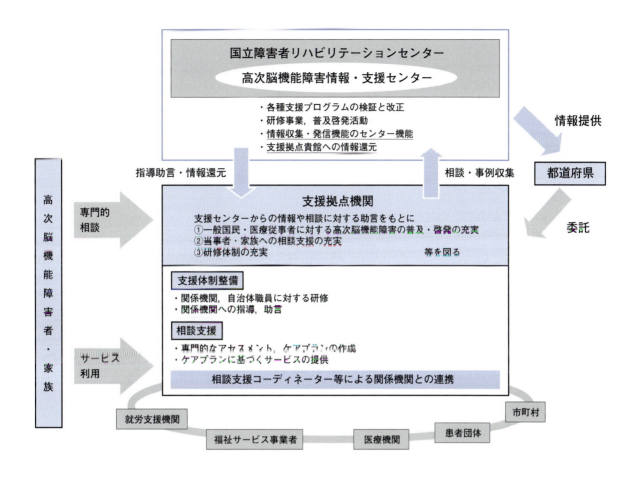

図1 高次脳機能障害およびその関連障害に対する支援普及事業の概要 (提供:厚生労働省)

2● 支援拠点機関の形態

1で述べた支援拠点機関は，都道府県が指定する．たとえば県立の社会福祉施設のように，都道府県の公設機関が直接担当する場合もあれば，急性期病院や回復期病棟を有する民間病院が都道府県から委託を受けて行う場合もある．また，指定は単一の機関に限らず，都道府県によっては複数の機関を指定している場合も散見される．現在，全国100か所に支援拠点機関が設置され，高次脳機能障害支援の均霑化が図られている[3]．

支援拠点機関は，高次脳機能障害支援の中核であり，治療・診断からリハビリテーション(以下，リハ)，地域・社会生活のマネジメントなどに幅広く対応できることが重要である．そのため，医療機関であれば市町村行政をはじめ，相談支援事業所，就労支援事業所などの福祉領域の社会資源・制度に精通する必要があり，一方，社会福祉施設であれば，診断できる病院，リハの内容などについて熟知しておく必要がある．次に図2で示す急性期拠点型，回復期拠点型，維持期拠点型の特徴を述べる．なお，ここで用いる「急性期」「回復期」「維持期」という用語はリハ医学に基づく段階のことであり，たとえば，急性期拠点型が急性期の高次脳機能障害患者だけを支援する，というものではない．

【1】急性期拠点型

国内では，9か所が大学附属病院(以下，附属病院)であり，そのうち単独での指定は鳥取，徳島，熊本，佐賀の4か所である．附属病院が支援拠点機関となった場合，脳神経外科，神経内科，精神

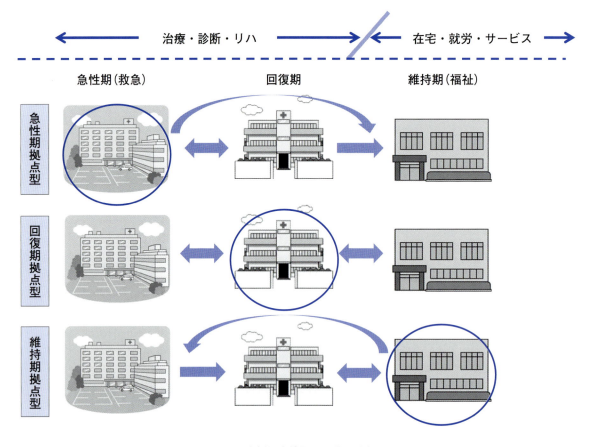

図2 支援拠点機関の形態と連携

科など，多くの専門科を有し回復期病棟や一般診療所との連携もすでにネットワーク化されている．また，精密診断に要するSPECT（single photon emission computed tomography）やPET（positron emission tomography）など最新の医療機器も備えている．しかし，市町村行政や社会福祉施設などと接点をもちにくく，在宅・就労支援に苦慮することが多い．このため高次脳機能障害支援に有用とされる「連続したケア」を実践するには，日頃から福祉領域との連携密度を高めておくことが重要である．

【2】回復期拠点型

このタイプの多くは，民間の回復期病棟を有するリハ病院が支援拠点機関となるケースである．リハ専門医や多くの療法士によって，高次脳機能障害者に対する包括的リハを行っている．急性期に比べ入院日数も2～6か月程度と長期であるため，訓練と評価を十分に行うことが可能である．また，地域の介護保険関連や障害福祉関連の事業所と密接な連携を日頃から行っていることから，地域支援ネットワークの構築が図りやすい．ただし，同型の病院は画像診断を行うfMRI（functional magnetic resonance imaging）などの医療機器を有していないことが多く，びまん性軸索損傷（diffuse axonal injury：DAI）の確定診断などに対応できない場合がある．したがって，急性期医療機関との連携を密にし，脳画像の共有や診断に関する連携を図ることが重要である．

この例として，愛媛県の支援体制（愛媛モデル）を挙げる．愛媛県では支援拠点機関を民間の「松山リハビリテーション病院」とし，さらに2次保健医療圏域の保健所と協力病院を指定して地域支援ネットワークの充実を図っている（図3）．現在，松山リハビリテーション病院では専従の支援コー

理念：主体的に支えあう地域支援ネットワーク

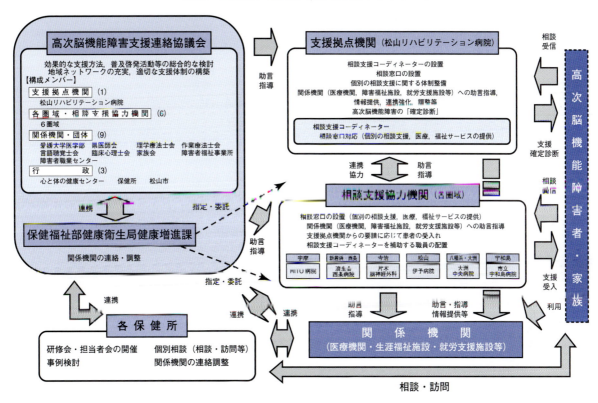

図3　愛媛モデル（出典：愛媛県）

ディネーター2名，医師（兼務）1名が配置されている．2013年度には，延べ約4,000人の県民，医療福祉専門職などに対して研修するなど，活発な普及啓発を図っている[4]．最近では愛媛県と支援拠点機関を受骨，2次保健医療圏域を親骨，として傘の構造に似ていることから「アンブレラ方式」と呼ばれている．

【3】維持期拠点型

維持期拠点型の支援拠点機関は，都道府県管轄の保健所，障害者支援施設，精神保健福祉センター，相談支援事業所などが担っており，その形態は多彩である．この形態の特徴は，市町村行政，就労支援など各種サービス事業者と直結した位置関係にあることから，高次脳機能障害者の地域・社会生活を組み立てやすい．また，必要に応じた適切なサービスの提供や自身が運営しているサービスによって就労支援を行うことも可能で，長期的展望に立った支援が可能である．ただし，診断や神経心理学的検査といった医学的側面の弱さは否めない．この点に関し多くの都道府県では，協力医療機関をあらかじめ定めておくことで円滑な連携体制がとれるように対応している．

この例として，三重県の支援体制（三重モデル）を挙げる．三重県は2001年度より「高次脳機能障害支援モデル事業」（以下，モデル事業）に参画し，早期から高次脳機能障害者に対する連続したケアのシステム化を実現している地域である．支援拠点機関は「三重県身体障害者総合福祉センター」であり，加えて中核拠点病院に「松阪中央総合病院」，「藤田保健衛生大学七栗サナトリウム」「済生会明和病院」を指定している（図4）．高次脳機能障害者の就労支援には高い実績を誇り，医療福祉連携モデルの典型となっている．

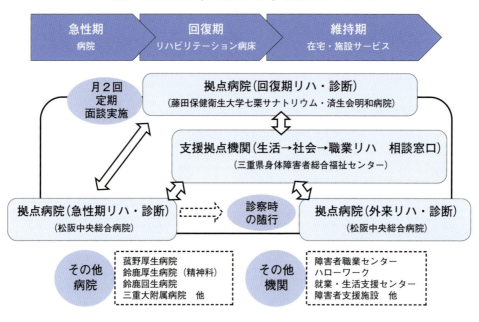

図4 三重モデル（出典：三重県身体障害者総合福祉センター）

3 支援コーディネーター

　支援拠点機関には，支援コーディネーターといわれる専門職が必ず1人以上配置されている．支援コーディネーターは職種というよりは役割であり，社会福祉士，精神保健福祉士，保健師，作業療法士，心理技術者など，基礎資格を有している者が多い．2011年に白山[5]が行った調査によれば，職種では医療ソーシャルワーカー（MSW）・社会福祉士が24.6％と最も多い割合を示した（表1）．また，専任か兼任か，正規職員か嘱託職員かなど，その身分についても都道府県ごとに異なる．

　業務内容は，高次脳機能障害者・家族の相談支援，病院や社会福祉機関との連携調整および地域支援ネットワークの構築，研修会，会議などによる普及啓発，そして都道府県下における高次脳機能障害者の実態把握や関連研究と非常に幅広い．また，支援コーディネーターの職務向上と情報交換の促進を図るため，国立障害者リハビリテーションセンターが主導する会議が年2回開催されている．

4 地域支援ネットワーク

　椿原ら[6]は，2001年度から2006年度にかけて実施されたモデル事業を総括し，3つのことを強調している．1つは，高次脳機能障害者に対して，認知，社会，心理など多方面から包括的なアプローチを行うこと．2つには，本人だけでなく家族や社会を含めた支援環境を整備すること．3つ目として，医療から福祉へ，また診断からサービス・社会復帰へと「連続したケア」を提供する新たな医療・福祉連携モデルを構築すること，としている．特に「連続したケア」の有用性について中島[7]は，連続したケアを実施したほうが就労・就学率が高く，感情コントロールの低下の発生率も圧倒的に低いことを報告している．そうした医療と福祉が連続的にケアできる体制の構築に際し，白山[8,9]は「地

表1 支援コーディネーターの属性

性別	N (%)
男性	25 (33.8)
女性	40 (66.2)

年齢	
平均±SD	41.0 (±11.4)

職種	N (%)
MSW・社会福祉士	16 (24.6)
臨床心理士等の心理職	10 (15.5)
相談員・ケースワーカー	11 (16.9)
精神保健福祉士	6 (9.2)
作業療法士	7 (10.8)
言語聴覚士	6 (9.2)
看護師・保健師	2 (3.1)
理学療法士	1 (1.5)
医師	1 (1.5)
その他	5 (7.7)

所属の組織形態	N (%)
病院	32 (49.2)
社会福祉施設	8 (12.3)
相談支援事業所	6 (9.2)
行政	15 (23.1)
その他	4 (6.2)

所属の経営形態	N (%)
医療法人	14 (21.5)
社会福祉法人	17 (26.2)
地方公共団体	15 (23.1)
NPO法人	3 (4.6)
民間会社	0 (0)
その他	15 (23.1)
無回答	1 (1.5)

身分	N (%)
正規専任	21 (32.3)
正規兼任	30 (46.2)
臨時・非常勤	13 (20.0)
無回答	1 (1.5)

役職	N (%)
管理職	11 (16.9)
非管理職	53 (81.6)
無回答	1 (1.5)

経験年数（月）	
平均±SD	29.8 (±22.2)

支援コーディネーター配置数（人）	
平均±SD	2.2 (±3.5)

担当ケース数（人）	
平均±SD	14.7 (±15.0)

域支援ネットワーク」が重要な鍵を握ると示唆している．すなわち，地域支援ネットワークは高次脳機能障害者・家族を中心とした各関係機関同士のつながりであり，連続したケアを提供するための有用な社会資源となる．したがって，支援拠点機関ならびに支援コーディネーターはその構築に努める責務がある．

5 相談支援状況

　高次脳機能障害に関する相談は普及啓発が浸透するに従い，年々増加傾向にある．相談内容は，高次脳機能障害の診断・リハや障害年金などの経済補償，および在宅生活におけるサービス受給など多岐にわたる．当然，自動車運転の適否に関しての相談もあり，主治医や都道府県公安委員会とも連携して解決への道を探す．そういった相談支援を中心に行うのは支援拠点機関であり，実際には支援コーディネーターがこれにあたる．

　そこで，国立障害者リハビリテーションセンター発行の報告書[10]を基に統計的分析を加えて定量的に検討した．41都道府県のうち外れ値として特定した2地域を除外し，39都道府県を分析対象とした．支援拠点機関における相談件数の年平均は，直接相談527.2（±526.4）件，間接相談269.3（±301.2）件，総計796.5（±735.0）であり，人口10万人あたりに換算した総計は年47.0（±38.3）件であった．

また，当該地域の人口と相談件数との間に有意な相関を示した．さらに，39都道府県をモデル事業に参加した12都道府県とそれ以外の27都道府県とに分けて群間比較を行ったところ，人口10万人あたりの件数に有意な差は認められなかった．以上のことから，モデル事業実施の影響は減少し，高次脳機能障害者に対する支援体制の均霑化が図られたと考えられる[11]．

6 支援者の負担

高次脳機能障害者を支援する者のうち，直接的に関わる家族と支援コーディネーターは負担が高いとされている．負担には，身体的負担と心理的負担の2種類がある．高次脳機能障害の支援者においては，心理的負担の方が高い傾向を示す．そこで本項では，「家族」と「支援コーディネーター」の心理的負担感やその要因について述べる．

1 ● 家族の負担

家族は日常的に当事者を支える役割があり，その分負担も大きい．特に高次脳機能障害特有の症状である「社会的行動障害」は，家族の精神健康をより低下させるといわれている．社会的行動障害には，依存性・退行，欲求・感情コントロール低下，対人技能拙劣，固執性などがあり，中でも暴力・暴言といった問題行動を呈する場合，その影響は当事者の子どもにまで影響し，児童相談所の介入を求めることもあり得る．

2009年1月から6月までの間，各都道府県における支援拠点機関15か所の支援コーディネーターが面接調査した180名のうち，データ取得した170名の高次脳機能障害者家族を対象とし，介護負担感，うつ傾向などを定量的に分析検討した．その結果，対象家族の介護負担感の総量は認知症高齢者家族と近似し，要介護高齢者家族より30～60％ほど多かった．また，うつ傾向が認められる家族は57.7％（表2）存在し，当事者の社会的行動障害と介護負担感の増大，精神健康の低下との関連が認められた[12]．

表2 家族のうつ傾向

自己評価式抑うつ尺度（SDS）得点	（人）	（％）
39点以下（正常）	72	42.3
40～47点（軽度抑うつ）	58	34.1
48～55点（中度抑うつ）	28	16.5
56点以上（重度抑うつ）	12	7.1
計	170	100

2 ● 支援コーディネーターの負担

支援コーディネーターは，高次脳機能障害者を支援するプロフェッショナルである．彼らは，組織において高い業務遂行能力や資質を吟味されて多数の専門職の中から選抜された人々である．しかし，前項でも述べた通り，支援拠点機関には平均1～2名の配置であり，他の職種と比較して極端に少ない．また業務内容も多様であり，そのためストレスも大きい．結果的に燃え尽きたり（バーンアウト：BO），さらには離職に至るケースも散見される．

そこで，2010年2月の全国支援コーディネーター会議に出席した66名（分析対象者65名）を対象として，日本版BO尺度を用いてアンケート調査を実施した．その結果，日本版BO尺度（表3,表4）の各下位因子の平均得点は，情緒的消耗感13.40（±4.36），脱人格化11.18（±3.65），個人的

達成感16.98（±3.92）であった．BO傾向が認められた支援コーディネーターは，9名（13.8％）であった．個人属性間における下位因子得点の比較では，性別（情緒的消耗感：女性＞男性），役職（個人的達成感：管理職＞非管理職），職務満足度（情緒的消耗感，脱人格化・不満群＞満足群）で有意な差を示した．このことから，支援コーディネーターのBOを防止するには，個人属性に配慮したケアと早急な組織的対応の必要性が示唆された[4]．

表3　日本版バーンアウト尺度（久保・田尾, 1992）

項目 No	質問内容
1	こんな仕事，もうやめたいと思うことがある．
2	われを忘れるほど仕事に熱中することがある．
3	こまごまと気くばりすることが面倒に感じることがある．
4	この仕事は私の性分に合っていると思うことがある．
5	同僚や患者の顔を見るのも嫌になることがある．
6	自分の仕事がつまらなく思えてしかたのないことがある．
7	1日の仕事が終わると「やっと終わった」と感じることがある．
8	出勤前，職場に出るのが嫌になって，家にいたいと思うことがある．
9	仕事を終えて，今日は気持ちのよい日だったと思うことがある．
10	同僚や患者と，何も話したくなくなることがある．
11	仕事の結果はどうでもよいと思うことがある．
12	仕事のために心にゆとりがなくなったと感じることがある．
13	今の仕事に，心から喜びを感じることがある．
14	今の仕事は，私にとってあまり意味がないと思うことがある．
15	仕事が楽しくて，知らないうちに時間がすぎることがある．
16	体も気持ちも疲れはてたと思うことがある．
17	われながら，仕事をうまくやり終えたと思うことがある．

情緒的消耗感＝1＋7＋8＋12＋16　　　「いつもある」＝5
脱人格化＝3＋5＋6＋10＋11＋14　　　「しばしばある」＝4
個人的達成感の低下＝2＋4＋9＋13＋15＋17　　「時々ある」＝3
　　　　　　　　　　　　　　　　　「まれにある」＝2
　　　　　　　　　　　　　　　　　「ない」＝1

表4　バーンアウトの自己診断基準（看護師データに基づく）

診　断	情緒的消耗感	脱人格化	個人的達成感
まだ大丈夫	5〜15	6〜11	25〜18
平均的	16〜18	12〜14	17〜16
注意	19〜20	15〜17	15〜13
要注意	21〜23	18〜20	12〜10
危険	24〜25	21〜30	9〜5

7　医科歯科連携

　脳を損傷した高次脳機能障害者の中には，顎関節損傷，摂食・嚥下障害を含む口腔機能障害を伴っている場合や，記憶・注意障害などの症状によって口腔ケアを十分に果たせない症例が認められる．そうした場合，認知面へのアプローチだけでなく，医科歯科連携による包括的な支援が必要となる．そこで，高次脳機能障害者支援の医科歯科連携の実態を解明するために，2つの疫学調査を実施した．1つ目の対象は全国69の都道府県・政令指定都市から指定された支援拠点機関で，2つ目は徳島県歯科医師会加入の歯科医療機関424か所である．調査期間はそれぞれ2013年2〜3月の2か月間と2013年9月の1か月間であり，それぞれの連携率を｛(相談件数または連携実績数)／(回答総数)｝(％)を主に調査した．その結果，支援拠点機関側から歯科医療機関に連携したのは9.1％，歯科医療機関から支援拠点機関・関連病院に対しては10.3％であった．また，過去に連携したことのある歯科医療機関は，高次脳機能障害の認知度，診察歴の比率が有意に高く，高次脳機能障害への関心も高いことがわかった．

　脳損傷と同時に顔面や口腔内などを損傷した高次脳機能障害者支援の充実を図るには，医科歯科の連携をより緊密にしていくことが重要であり，連携パスなどの具体的支援ツールが必要であることが示唆された．そこで徳島大学では「こうじのーと ver.2」（図5）を作成し，運用を図っている[13]．

第Ⅰ部 自動車運転再開に必要な基礎知識

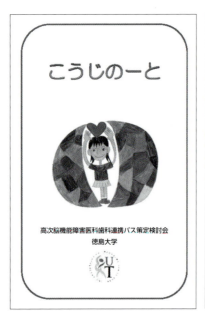
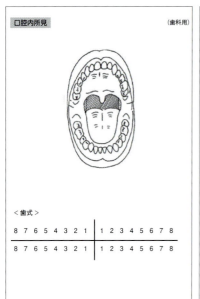
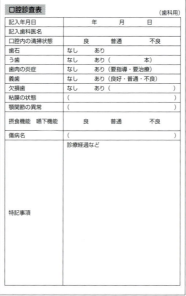

図5 こうじのーと ver.2（例）

8 おわりに

　高次脳機能障害支援は，身体障害や発達障害など他の障害支援にも通ずる部分が多く，それらとの統合や融合を図り，発展していくことが望まれる．そのためは，高次脳機能障害支援のリアリティをより高め，その応用可能性を広げていくことが重要であろう．

■文　献

1) 白山靖彦：高次脳機能障害支援モデル事業のリアリティ　社会的立場からのアプローチ―．国リハ研紀 28：67-71，2008．
2) 白山靖彦：都道府県における支援．高次脳機能障害支援コーディネート研究会（監修）：高次脳機能障害支援コーディネートマニュアル．中央法規，東京，42-57，2006．
3) 今橋久美子：ウェブサイト「高次脳機能障害情報・支援センター」の紹介．臨床リハ 23 (11)：1079，2014．
4) 松山リハビリテーション病院：愛媛県高次脳機能障害支援拠点機関松山リハビリテーション病院高次脳機能障害及びその他関連障害に対する支援普及事業報告書，2013．
5) Shirayama Y, et al：A study of burnout characteristics among support coordinators for persons with high brain dysfunction. Jpn J Compr Rehabil Sci 2：13-17, 2011.
6) 椿原彰夫，他：高次脳機能障害支援モデル事業．高次脳機能研究 26 (3)：27-28，2006．
7) 中島八十一：日本における高次脳機能障害者支援システムの構築．高次脳機能研究 31 (1)：1-7，2011．
8) 白山靖彦：支援ネットワークの形成と活用．中島八十一，他（編）：高次脳機能障害ハンドブック．第1版，医学書院，東京，197-206，2006．
9) 白山靖彦：高次脳機能障害者に対する医療・福祉連携に関する研究．第1版，風間書房，東京，43-70，2010．
10) 国立障害者リハビリテーションセンター：平成22年度高次脳機能障害支援普及事業第2回高次脳機能障害支援普及連絡協議会及び厚生労働科学研究「高次脳機能障害者の地域生活支援の推進に関する研究」第2回全体会議．国立障害者リハビリテーションセンター，埼玉，2011．
11) 白山靖彦：高次脳機能障害者に対する相談支援体制の概況報告．高次脳機能研究 32 (4)：609-613，2012．
12) 白山靖彦：高次脳機能障害者家族の介護負担に関する諸相．社会福祉学 51 (1)：29-38，2010．
13) 白山靖彦：社会福祉の立場から認知症高齢者の意思決定プロセスを考える．日補綴会誌 6：255-260，2014．

第 II 部
自動車教習所の役割と連携

第Ⅱ部 自動車教習所の役割と連携

6 自動車教習所の評価判定の実際および自動車教習所が医療機関に求めること

江上喜朗 | 南福岡自動車学校

1 はじめに

　自動車を安全に運転するためには，図1に示すように，まず，①自動車の速度と方向の制御に関わる一定以上の自動車操縦能力が必要である．さらには，②他との衝突や転落防止のための安全状況保持能力，③企図した場所に適切に向かうため目的地到達能力が必要である．これらの能力は，正常な視力，視野，聴力，注意配分および得られた情報の処理能力（④環境認識能力）に支えられている．適切に自動車を操縦し，速度や方向を制御して安全を確保し，標識や周囲の状況を確認しながら他車の走行を妨げな

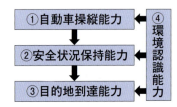

図1　安全運転を行うのに必要な4能力

いで走行して目的地に到達するには，これらにおいて一定以上の能力が必要といえる．安全運転可否を考えるには，これらの4つの能力を評価する必要がある．本章では，自動車教習所の観点から実施している評価や判定の概要を述べる．

2 運転免許既得者に対する安全運転能力評価方法の考え方

　自動車運転免許付与のための運転技能の検定としては，指導者同乗で公道上を走行練習できる免許（仮自動車運転免許）を取得するための運転技能の検定（修了検定）と，自動車運転免許付与条件としての最終的な検定（卒業検定）の2つがある．検定対象となる主な項目は，表1に示すように，①安全措置（ドアの開閉時の安全確認，シートベルトの着用，ルームミラーの調整，ハンドブレーキの操作など），運転姿勢（座席位置，着座姿勢，ハンドル保持位置，アクセルペダルとブレーキペダル操作時の足の動かし方など），②発進，③速度維持，④合図（発進時，進路変更時など），安全確認（発進時，降車時，後退時，進路変更時，交差点，脇見など），⑤制動操作，⑥方向操作，⑦車体感覚，⑧通行区分，⑨進路変更，⑩直進，右左折，⑪歩行者保護，⑫最高速度，踏切通過，駐車等である．表1においては，減点数（横方向）ごとに評価項目を記載している．たとえばシートベルトを着用しないで発進した場合には10点，ドアを閉めないで発進した場合には5点の減点となる．検定は，100

表1 自動車運転免許付与可否検定のための実技試験（卒業検定，公道上及び教習所場内での検定）の評価項目と減点数（修了検定での評価方法もほぼ同じ）

卒業検定成績表
南福岡自動車学校

点からの減点方式でなされ，70点以上で合格となる．たとえば，おおむね1m以上の逆行行為があった場合などには，その時点で検定中止となる．

運転免許取得からある程度の期間経過後に評価を行うと，健常者であっても70点未満となる者が多い．減点される項目としては，指定場所一時不停止など図1の，②安全状況保持能力に関わるものが多い．したがって，運転免許取得のための技能検定での減点方法そのままで，高次脳機能障害者の運転再開の可否診断のための技能評価を行うのは適切ではないと考える．

そこで，我々は，表2に示すように，まず，自動車操縦能力に関しては，基本的な項目に絞り評価を行っている．この評価で合格基準を満たさない場合，その場の指導によって松永らの提唱する安全運転法（停止距離よりも長い進行方向空間距離〈車間距離〉を保つ運転方法）[1]が実行でき，かつ，適性検査（視力検査，および，KM式安全運転助言検査[2]）に問題がなければ，安全運転が可能と考えている．なお，KM検査はその人の安全運転法の助言に利用しており（たとえば，認知反応が突発的に遅延する人であれば，その遅延が発生しても衝突しない車間距離保持の必要性の説明に利用），この検査結果のみで運転不可の判定を行ったことはない．図2に，表2の評価と適性検査結果に基づいて作成した診断書例を示す．本例は，脳内出血により右半身麻痺と発話障害が発症したが，おおむね回復したとのことで，判定を求められた時のものである（対象者：43歳，男性）．

3 医療機関への要望

医療機関で実施する運転能力の評価は，運転に関する運動機能，視力や聴力などの感覚機能，認知機能の机上テストや簡易的な運転シミュレーション等であるが，自動車教習所の役割は，実際に自動車を運転するなかで，自動車操縦能力，安全状況保持能力，目的地到達能力，環境認識能力を評価し

表2　高次脳機能障害者の運転可否診断に使用している評価表とその評価例

株式会社F 御中　　N.Y. 様　平成23年6月22日実施

運転診断担当者	

※KM式運転適性助言検査の評価は「A=5　B=4　C=3　D=2　E=1」と表記

KM式運転適性助言検査の結果	認知反応時間検査	3	タイミング検査	2

※下記の診断項目は1（不良）〜5（良好）の5段階評価です．ただし，「発進前の措置」3項目については「不良=1」「良好=5」のどちらかで評価．

大区分	中区分	診断項目	初期診断結果 評価点		最終診断結果 評価点	
自動車操縦能力	発進前の措置（※評価点 1 or 5）	シート位置	5		5	
		ミラー合わせ	5		5	
		シートベルト	5		5	
	走行中	ハンドル操作	5		5	
		アクセル／ブレーキ操作（足の使い方，踏み方）	5	項目計	5	項目計
		前傾／斜傾	5	30	5	30
		基本操作	評価点		評価点	
	合図	右左折	5		5	
		車線変更	5		5	
		その他進路変更	5		5	
	直進安定性	ふらつき	5		5	
		車幅間隔	5		5	
		目線	5		5	
		状況に応じた速度調整	3		4	
		ミラーによる後方確認	5		5	
		加減速の円滑性（マニュアル車のギア操作含む）	3		4	
	その他	曲がる	4	項目計	4	項目計
		バックする	5	50	5	52
安全状態保持能力		速度・信号	評価点		評価点	
	走行速度	制限速度	4		5	
		道路環境，状況に応じた速度／ブレーキの構え	4		5	
	信号対応	各種信号に対する理解／判断	5	項目計	5	項目計
		青色進行時の注意	4	17	4	19
		右左折	評価点		評価点	
	右折	右折前の手順／確認	4		4	
		対向車判断	4		5	
		右折中の速度／走行位置	3		5	
		横断歩行者，自転車の確認	4		5	
	左折	左折前の手順／確認	4		4	
		巻き込み確認	5		5	
		左折中の速度／走行位置	3	項目計	5	項目計
		横断歩行者，自転車の確認	4	31	5	38
		一時停止	評価点		評価点	
	踏切	一時停止	4		5	
		停止位置	4		5	
		安全確認	4		5	
	信号のない交差点（見通し良い）	一時停止	3		4	
		停止位置	3		4	
		安全確認	3		4	
	信号のない交差点（見通し悪い）	2回以上停止	3		4	
		停止位置	3		4	
		交差点進入方法	3	項目計	4	項目計
		安全確認	3	33	4	43
		車間距離（進行方向空間距離）等	評価点		評価点	
	車間距離	信号，渋滞等停止中	3		4	
		走行中	3		5	
		発進直後	4		5	
	歩行者，自転車，駐停車車両のそばを通るとき	間隔	5		5	
		速度	5	項目計	5	項目計
		よけ始め，戻りの時期	3	23	4	28
		歩行者保護等	評価点		評価点	
	信号のない横断歩道	歩行者が待っている場合	5		5	
		待っている，渡ってきている可能性がある場合	5		5	
		渡っている場合	5		5	
	渋滞時，離合時	進行方向渋滞時に進路を譲る	5		5	
		離合時に進路を譲る	5	項目計	5	項目計
		対向車線渋滞時の減速／ブレーキの構え	5	30	5	30
		バック	評価点		評価点	
	安全確認と動作の手順	駐車スペース／周囲の安全確認後バック開始	5		5	
	バック中	速度	5		5	
		周囲全体の確認	5	項目計	5	項目計
		不要なアクセルの使用	5	20	5	20

6 自動車教習所の評価判定の実際および自動車教習所が医療機関に求めること

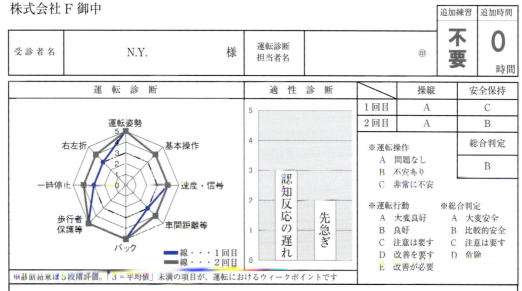

<運転診断について>
　「走る」「曲がる」「止まる」という自動車操縦能力（基本操作）や法令遵守の意識において、懸念は特にありません。また、限られた場面の中ではありますが、他の車や歩行者、標識や信号などの情報が混在する中においても、適切な判断の基に運転が行われています。ただし、安全状態保持行動面において、先急ぎの運転習慣が散見されました。今後は、次の点を特に注意してより安全な運転習慣の形成に努めて下さい。
①信号のない交差点や踏切での一時停止の仕方が、瞬間的な停止で終わる、または完全な停止状態に至っていません。その結果、交差点では少しずつ車を進行させながら左右の確認を行っているため、見落としや判断ミスが発生する可能性があります。
②右左折時、減速し終わるタイミングが遅く、交差点内を曲がる速度が少し速くなっています。曲がる際にハンドル操作が追いついていないこともありましたが、交差点内での徐行ができればハンドル操作も安定するものと思われます。
③信号などで停車する場合、前車に接近しすぎています。また、交通量が多く車の流れが悪い場合にも車間距離が不十分な状態となることがあります。車間距離が不十分な状態だと追突リスクが高まること以外にも、急ブレーキ操作が多くなります。「渋滞や赤信号で停止する」「遅い車の後ろを走行する」「他の車に割り込まれる」ような時には、誰しも強いストレスを感じることがあります。これは生存競争に由来する"先急ぎ衝動"によるものです。「無意識にアクセルを踏み込んで速度を上げる」「一時停止の必要性がある場所で減速はするが止まらない」という運転行動を咄嗟にとってしまうのも、この"先急ぎ衝動"に起因します。もし、"事故等のトラブルを経験することもなく"先急ぎの運転を日々続けていくと"急げば早く到着する。危険性も少ない"と錯覚して学習（負の学習）することになり、先急ぎの運転習慣を容易に身につけてしまう結果となります。さらに、深刻な悩みを抱えていたり、考え事をしながら運転することで「認知反応時間の突発的な遅れ」が生じ、事故のリスクは一層高まってしまいます。先急ぎの運転行動になっていないか、自分自身の運転を時々客観的に見つめ、もし先急ぎの運転行動になっていれば修正することが重要です。その繰り返しによって安全な運転行動を習慣化させてください。今回のあなたの運転からは、特に下記の点に注意をしておくことが望まれます。

<安全運転のためのワンポイントアドバイス>
○　一時停止場所については交差点、踏切にかかわらず、まず停止線の直前で完全に停止する習慣を身につけて下さい。停止状態で確認を行わなければ、見落しが生じやすくなります。交差点において見通しが悪い場合には、停止線直前では衝突防止のための停止を行い、見通しの利く所で安全確認のために再度停止を行う「2回以上の停止」を習慣にして下さい。信号がない交差点や施設から道路へ出る場合等、例え標識がなくても出会い頭事故を防ぐための一時停止に関する考え方は同じです。

○　交差点を右左折する際は「先急ぎ衝動」をコントロールして徐行しなければなりません。特に右折待ちをしている時は、対向車の短い切れ目で右折を始めると速度を上げなければならず、歩行者が横断していても停止できません。対向車が途切れない場合は、最後は信号の変わり目まで待つことが大切です。対向車の直後を走行しているバイクや横断歩道上の歩行者や自転車などに意識を向けることを忘れず、安全なタイミングで交差点を出る事を最優先して下さい。交差点の右左折で数秒、または信号の変わり目までの1分程度早く切り抜けても意味あるほどの時間短縮にはつながりません。

○　車間距離については、認知反応時間の突発的な遅れなどを考慮して、常に4秒以上の時間的な空間が確保できていることを確認しながら運転して下さい。車間距離が短いと、どうしても前を走る車に意識が集中するため、信号や標識、歩行者などへの対応ができなかったり、ブレーキ操作などが遅れたりします。また、停車時においても約4、5m（セダンタイプの普通車運転席から前車の後輪接地部分が見える程度）の車間距離を確保し、前車の発進後、一呼吸分の間を置いてから発進するようにして下さい。

南福岡自動車学校

図2　表2の評価に基づき作成した診断書

判定することであり，自動車運転再開に関しては最終的判断といえる．医療機関には，運動機能，感覚機能，認知機能の中で，自動車運転に関する障害の要点を，指導員が理解しやすい表現で情報を提供していただくことを期待する．

4 まとめ

　免許取得後ある程度の期日が経過した者を道路交通法および下位命令に基づく運転技能検定方法で評価すると，主に，一時停止など安全状態保持行動の実施度が低く，多くが合格点に達しない．我々は，高次脳機能障害者を含む自動車運転免許既得者に対しては，問題があれば，数回，再教育を行い，その結果とKM式安全運転助言検査（認知反応度検査およびタイミング検査＝尚早度検査）の結果が一定水準に達しているかどうかで運転継続可否の判断を行っている．

■文　献

1) 松永勝也：健常者の自動車運転と事故発生．蜂須賀研二（編著）：高次脳機能障害者の自動車運転再開とリハビリテーション1．金芳堂，京都，18-25，2014．
2) 松永勝也：KM式運転適性安全運転助言検査指導の手引き．新潟通信機株式会社，新潟，1992．

7 自動車教習所と医療機関の連携

藤田佳男 | 目白大学保健医療学部作業療法学科

1 はじめに

　脳損傷者の運転適性は神経心理学的検査や認知機能検査，ドライビングシミュレーター（以下，DS）である程度予測することが可能になってきた．しかし，身体障害や高次脳機能障害の影響がどの程度運転に影響するかなど踏み込んだ評価は，Real Occupation である実車運転でしか行えないのではと考えられる．また，実車評価には相応の時間および費用が発生するため，その必要性をよく検討して行うべきである．実車評価の多くは自動車教習所で行われるが，医療機関側から実車評価を依頼してもさまざまな理由により難渋する場合もある．そこで本章では医療機関の職員が教習所と良好な関係を構築するための基礎的な知識と知見を述べる．なお，本章は道路交通法や指定自動車教習所関係法令など公開されている情報を参考にしているが，その運用は各都道府県公安委員会が行っているため若干の差異がある．また経験論など私見の部分があることをご了解いただき，必要に応じて各管轄の公安委員会に照会されたい．

2 自動車教習所と医療機関の現況

　自動車教習所と医療機関は少子高齢化の影響を大きく受けている．自動車教習所の数は 2004（平成 16）年に 1,460 校近くであったが，2014（平成 26）年では 1,351 校であり，ここ 10 年で 100 校以上が閉校となっている[1]．一方回復期病棟の届出数は，高齢化や地域リハ指向，制度の充実などの影響で同じ期間で 2 倍以上に増加している．初心運転者教育の市場は今後もある程度縮小化が予測されているが，高齢者および中途障害者で自動車運転を再開あるいは継続したいと考える者は今後も増加するものと考えられる．

3 自動車教習所の種類

　業としての自動車教習所は，都道府県公安委員会に届出が受理されると「届出自動車教習所」とし

て開設できる．届出自動車教習所のうち，一定の基準を満たした教習所は都道府県公安委員会から指定を受け，技能試験など公安委員会が行う試験の一部の委託を受けることができる．これを「指定自動車教習所」と呼ぶ（看板等に「公認」や「実地試験免除」などの表示がある）．指定の条件は人的基準（有資格者の人員など），物的基準（コース面積や教習車両など），運営基準（教習内容や時間など）が厳密に定められており，公安委員会による年1回以上の検査を受けることとされている[2]．一方，届出自動車教習所は，コースの有無やカリキュラムなどの基準は定められておらず，その水準，内容は各教習所により大きく異なる．届出自動車教習所は卒業後に免許試験場で技能試験を受ける必要があり，価格設定は低めであることが多く，オーダーメイドの教習が受けられることが特徴である．全教習所の9割以上が指定自動車教習所であり，その卒業者数は新規免許取得者の95％以上を占めている．

4 指定自動車教習所の役割

　指定自動車教習所は公共性と企業性の二面性をもっている．まず，私企業であるが技能検定など免許試験の一部を公安委員会から委託されているため，公務の一端を担っている．そのため，修了検定や卒業検定を行う技能検定員はみなし公務員とされており，その業務中に不正を行った場合は公務員と同等の処罰となる．次に初心運転者に対し，運転者としての最低限ではなく，運転マナーや事故を起こさない「人づくり」を担う教育機関としての社会的役割がある．さらに，高齢者講習などの各種講習，幼稚園や大学などの教育機関で行われる交通安全教室や車を用いる企業の運転者に対する研修，ペーパードライバーに対する再教育など地域の交通安全教育センターとしての役割がある．医療機関から実車での評価や訓練を依頼する場合は，ペーパードライバー講習などの一定の枠内での講習とそうでない場合があると考えられる．

5 連携の際に知っておくべき基本事項

　教習指導員資格審査が各都道府県公安委員会で実施されていることや，業務自体がその監督下に行われることから，その業界文化は警察の影響を大きく受けており，医療機関のそれとは異なる．それゆえ医療機関での常識や共通言語を前提として連携を試みるのは難しい．以下にその要点を述べる．

1 ● カリキュラム等が詳細に決められていること

　新規免許取得者や高齢者への教習，講習は関係法令に基づき，その内容が厳密に決まっている．学科にしろ，技能にしろ，指導方法や教習の順番などを変更できないものもある．医療でいうクリニカルパスを厳密に適応して業務を行うのに近く，各指導員は教習生のカルテである教習台帳に基づき段階的・連続的に指導を行う．一方，その枠外の業務であるペーパードライバー講習や脳損傷者の評価などに統一されたカリキュラムは存在しない．

2◉ 新規免許取得者への教育がほとんどであること

　教習指導員の業務は新規免許取得者への教育が中心であり，高齢者講習などの各種講習を担当するのでなければ，免許所持者への教育機会はわずかであると考えられる．それゆえ，その多くが免許所持者である脳損傷者の評価経験以前に，同年代健常者の評価経験自体が乏しいため，指導員自身が相応の基準をもっていない場合もある．また特に高次脳機能障害者の運転適性評価はその医学的知識にも影響を受けると考えられるため，指導員によって評価が異なることも少なくない．しかも，教習指導員が認知機能や医学的知識を得る研修機会は非常に少ない．

3◉ 繁忙期があること

　教習所業界には繁忙期がある．卒業シーズン近辺の1月～4月上旬まで，また大学の夏季休暇中は学生が多く繁忙期である．教習所の売り上げは高校生や大学生の獲得に大きな影響を受けるため，この時期は手間のかかる割に売り上げの少ない各種講習などを実施する余裕がある教習所は少ない．それゆえ実車評価などの依頼はこの時期を外すと受け入れられやすい．

4◉ 教習指導員・技能検定員

　指定自動車教習所で教習業務を担当する職員は教習指導員と技能検定員である．教習指導員は2014年現在で約32,000人，そのうち技能検定員資格をもつ者は18,000人余りである．教習指導員は学科教習および技能教習を行い，技能検定員はそれに加えて修了検定と卒業検定が実施できる．一般的に技能検定員は教習指導員として一定期間経験を積んだあと審査を受けるものであり，教習指導員の上位資格と考えられる．

5◉ 適性相談

　運転に支障のある一定の病気や自動車等の安全な運転に支障を及ぼすおそれがある身体の障害などが生じた場合は，適性相談を受けることが推奨されている．臨時適性検査は，警察職員が運転に支障のある疾患や障害がある者を発見した際の一種の検査命令であるが，自らの意思で適性相談所（免許センターなどの運転免許課適性相談室等）に自身の状態を申告し，臨時適性検査を受けることは適性相談と呼ばれている．適性相談は一般的に身体機能検査を警察職員が行い，医学的判断についても医師による診断書を参考に公安委員会が行っているが，その運用は各都道府県により差異がある．適性相談室に勤務する警察職員は各管区警察学校等で適性相談業務に関する教養を受けているが，専門家ではないため，身体・運動機能が重度の場合や高次脳機能障害が運転に支障を及ぼすおそれのある場合，その判断に迷うことも少なくないと考えられる．またドライビングシミュレーターによる評価も行われているが，あくまでも参考であり基準などは示されていないと考えられる．

6◉ 適性相談と教習所での実車評価

　脳損傷者の実車評価を教習所で行う場合に注意すべき点として，適性相談を受けてから教習所で実

車評価を行うか，その逆の手順で行うかという問題がある．リハビリテーション専門病院に入院する脳損傷者の多くが免許保有者であり，加えて教習場内コースは道路とみなされないため，場内コースでの評価であれば免許の状態は関係ないと考えられる．しかし，教習所によっては場内コースの評価のみであっても，適性相談を受けたあとでなければ実車評価を行わない施設も少なくないため確認が必要である．2014年6月の道路交通法改正により運転に支障のある一定の病気に罹患している場合は，免許更新時に申告義務があり虚偽申告には懲役を含む罰則が新設された．しかし現在でも更新時以外に運転に支障のある一定の病気をもつ者が自動車等を運転しても即座に罰せられることはない．それゆえ，法解釈だけを考えると路上評価も可能ではあるが，万が一事故などの場合は教習所もしくは教習指導員に不利益が生ずる可能性がきわめて高い．路上運転を含む実車評価を指定自動車教習所に依頼する場合は，あらかじめ対象者が適性相談を受けた後に行うべきであるが，先に自動車教習所で評価する地域では，事前に病院で机上検査およびシミュレーターを用いた検査で医学的に安全性を確認する必要がある．

　対象者の中には適性相談を受け，免許が取り消されるのをおそれるがゆえに更新まで適性相談を受けたくないと考える者も存在する．その対象者が運転を再開しないことが明白であるならよいが，医療従事者に相談なく運転を再開する可能性も考えられる．その状態で万が一，重大事故および社会的に注目を集める事故を起こした場合等は，対象者や支援者の法的責任にかかわらず不利益が及ぶ可能性は十分に考えられる．支援者は単に対象者の目先の利益だけを考えることなく，公共の利益（安全な交通社会の形成）を考えた上での対応が期待される．

　適性相談後に免許が許可されると，肢体不自由を理由に普通自動車対応免許に条件が付される場合は，例として「普通車はAT車でアクセル・ブレーキは手動式に限る（両下肢麻痺の場合など）」「普通車は左アクセルに限る（右下肢麻痺の場合など）」の条件が運転免許証に記載される．特に条件が付されない程度の障害であれば，免許証の裏面に「適性相談済」の印が押される（相談記録が残されるのみで印が押されない公安委員会もある）．これにより道路交通の場において基本的に健常運転者と同様の扱いとされる．しかし，対象者が適性相談を受けた後に教習所での実車評価を提案しても，「警察が認めているのでその必要はない」と考える者もいる．それゆえ対象者には適性相談前に，警察で行う適性相談は必要最低限の検査であり，安全に運転ができることや他者に迷惑を掛けない運転ができるという証明であることとは根本的に異なることを十分説明するべきである．

6　諸外国の障害者に対する実車評価と指導，その連携

　運転リハビリテーションの先進国である米国では，運転免許制度自体が各州ごとに異なるためその事情はまちまちである．おおむね共通しているのは，初心運転者教育が日本とは大きく異なり，技能教習は家族や知人に指導を受ける場合も少なくない．日本のように閉鎖された試験コース，教習コースはほぼないとみられ，試験および練習は路上で行われている．それゆえ運転リハビリテーションも教習指導員が対象者宅に教習車で訪問し，そこから教習を始める方法で行われる．運転リハビリテーションの費用はVocational Rehabilitation（職業リハ），Worker's Compensation（労働者災害補償〈保険〉，米国では「社会保障法」に基づくsocial insurance programの一つ），Veterans Administration（復員軍人援護局），Commercial Insurance（企業向けの保険）などによって賄われる．米国作業療法士協会では一般OT（Generalist OT）と，DRS（Driver Rehabilitation Specialist）の連携についてモ

デルが示されており，ホームページで作業療法士が在籍する運転評価施設の検索が可能である．また専門家団体として The Association for Driver Rehabilitation Specialists（ADED，米国運転リハビリテーション協会）が1977年から活動しており，全米を中心に300名を超える会員が所属している．ADED は試験により Certified Driving Rehabilitation Specialist（CDRS，運転リハビリ専門職）を認定し，州によって差はあるが対象者のかかりつけ医から紹介を受け，実車評価及び運転リハビリテーションを実施している．

7 まとめと今後に向けて

高齢免許保有者は今後ますます増加し，脳損傷者を中心とした障害者の運転再開ニーズは多くなることが予測される．本研究会を中心として我々は実績を積み重ね，運転リハビリテーションの制度化に向けて多職種が一丸となることが，脳損傷者の社会参加や生きがいにつながると考えられる．

■文　献

1) 警察庁交通局運転免許課：平成25年版運転免許統計．https://www.npa.go.jp/toukei/menkyo/index.html．
2) 全日本指定自動車教習所協会連合会編：指定自動車教習所実務必携．啓正社，東京，14-49，2008．

第Ⅱ部 自動車教習所の役割と連携

8 医療機関の実際
——札幌秀友会病院の取り組み

山田恭平｜北海道千歳リハビリテーション学院作業療法学科

1 はじめに

　北海道は広大な面積をもち，公共交通機関が十分に発達していない地域も多く，中心都市である札幌市およびその近郊においても例外ではない．近年，脳損傷者を対象とした運転評価および支援に関する報告が散見されており[1,2]，自動車運転は，脳損傷者が日常生活を営み社会参加を行う上では重要な手段の一つとなっている．

　退院後の移動手段の確保は対象者の生活を維持していく基盤であるが，運転を移動手段としてよいのか，また運転再開にあたってどのような手続きを踏めばよいのかなど作業療法士が中心となって自動車運転支援に取り組んできた．2006年から近隣の自動車学校と連携し，実車評価を含めた自動車運転評価を開始した．本章では，札幌秀友会病院にて実施している自動車運転評価の流れについて概説し，これまでに経験した実践例の紹介を通して，実車評価時の特徴について提示する．

2 札幌秀友会病院の概要および自動車運転評価の流れ

　札幌秀友会病院は，全病床数141床，うち回復期病棟60床をもち，脳卒中，頭部外傷，神経難病などを対象にリハビリテーションを行っている．理学療法士，作業療法士，言語聴覚士はそれぞれ4～6名からなるチームとして，セラピストが担当した対象者をチーム内で共有しながら評価や訓練にあたっている．

　自動車運転評価は作業療法士が中心となって実施している．作業療法士は対象者および家族から運転再開に関する希望を聴取し，再開を希望された場合はチーム内で情報を共有して自動車運転評価を開始する．運転評価では，スクリーニング検査として神経心理学的検査を実施し，実車評価の際の運転行動に影響を及ぼす可能性のある高次脳機能障害を評価している．神経心理学的検査は，Mini-Mental State Examination（以下，MMSE），Trail Making Test（A4用紙横版，以下 TMT-A，TMT-B），Kohs立方体組み合わせテスト（以下，Kohs），Rey-Osterrieth複雑図形（以下，ROCF）を用いている．その他にBIT行動性無視検査，リバーミード行動記憶検査，などを対象者の状況に応じて実施している．その後，神経心理学的検査の結果を含めて主治医と相談し，実車評価の実施を

検討する．実車評価の実施にあたっては，本人・家族の意向などを踏まえた上で，複数の神経心理学的検査で基準よりおおむね良好な成績であり院内もしくは自宅生活が自立しているものを実車評価対象とし，発症後2, 3か月以上経過し，病状が落ち着いたと考えられる時期に実施する．

3 実車評価

1 ● 実車評価の概要

実車評価は近隣自動車学校と連携して実施している．事前に電話連絡で，対象者の一般情報や身体状況を教習指導員に伝えて情報共有を行っている．

実車評価は，教習車を利用して約50分間，公道で実施する．必要に応じて，教習所内で走行した後に公道での運転を行う場合もある．実車評価中は，指導員が助手席，作業療法士が後部座席に同乗する．教習車にはドライブレコーダーを設置し，実車評価後のフィードバックなどに使用している．実車評価は，毎回おおむね一定のコースで実施される．状況に応じて，左折場面を多くするなど，適宜指導員の指示に従って行われる．問題点がある場合は途中で教習車を停車させ，これまでの運転行動について確認を行い，残りの評価時間内で修正が可能かを確認する．同乗した作業療法士は，Road Test[3, 4]を用いて運転行動を評価する．Road Testは，車線内の適正な位置に車両を保てるか，などの15項目から構成され，運転可能なレベル（4点）から事故の危険性が高い（1点）の4段階で採点される．約50分の走行後，車内で指導員から危険な運転行動や注意事項について対象者にフィードバックをしていただく．対象者が下車した後，作業療法士と指導員で再度，運転行動を確認して終了となる．後日，指導員より実車評価の内容をまとめたものが病院に郵送される．

2 ● 実車評価後の運転適性判断について

主治医が実車評価後の運転適性を検討するにあたって，作業療法士が自動車運転評価報告書（以下，報告書）を作成する．報告書には，一般情報，生活情報，神経心理学的検査の結果，指導員報告書の内容，Road Testの結果を記載する．医師が報告書の内容を確認した上で総合的に判断し，運転適性について本人と家族に説明し，作業療法士からも具体的な運転場面についてフィードバックを行う．

4 神経心理学的検査と実車評価の関連性

1 ● 対象，方法

札幌秀友会病院で，2010年10月～2014年4月まで実車評価を実施した56名（男性52名，女性4名）に対して，後方視的に調査を行った．対象者の属性は，脳梗塞37名，脳出血17名，脳挫傷1名，脳腫瘍1名で，平均年齢は64.8 ± 7.1歳であった．

56名を対象にRoad Testの各下位項目の得点と実車評価前に実施した神経心理学的検査の結果についてスピアマンの順位相関係数（rs）を求めた．相関係数については，rs > 0.4以上の相関を認め

表1 Road Test下位項目と神経心理学的検査の相関

Road Test 下位項目	視覚性注意検査		視空間−構成検査	
	TMT-A	TMT-B	Kohs	ROCF 3分後再生
車線内の適性位置を保てるか	− 0.42		0.40	
前方車両との適性な距離を保てるか	− 0.41			
交通量の多い車線に入っていけるか	− 0.41			
直進運転に問題はないか			0.52	0.43
右折は可能か	− 0.42	− 0.45		
左折は可能か	− 0.42		0.40	

※相関がみられた項目および検査のみ数値を記載した．数値は相関係数（rs）を示す（$p<0.05$）．
Road Test下位項目15項目のうち，上記の6項目が，本調査で用いた神経心理学的検査との関連を認めた．

表2 抽出した症例の一般情報および神経心理学的検査の結果

症例　60代後半　男性　診断名：右脳梗塞 上下肢手指：Br.Stage Ⅴレベル，ADL 院内自立レベル（FIM：125/126点）			
神経心理学的検査		検査の基準・目安	判定
MMSE	28点	24点	
TMT-A	97秒	110〜120秒	
TMT-B	126秒	150〜180秒	
Kohs	IQ67	IQ80〜90	低下
ROCF 模写	36点	29〜34点	
ROCF 3分後再生	18点	14〜22点	境界
Road Test（総点：60点満点）	47点	※発症から約4か月の時点で実車評価を実施	
Road Test下位項目	「左折」「右折」「信号遵守」などの項目で2点 「直線走行」「制限速度遵守」などの項目で3点		

※症例の実車評価場面の様子を図1に示す．

たものを抽出した．また，相関のみられた検査と運転場面との関連性を確認するためにドライブレコーダーの映像を確認した．

2● 結果

Road Testと神経心理学的検査の関連性については，TMT-A（5項目），TMT-B（1項目），Kohs（3項目），ROCF（1項目）が相関を認め，下位項目15項目中6項目が関連性を示した（表1）．

次に実車評価を実施した1症例について神経心理学的検査の結果と実車評価時のドライブレコーダーでの運転行動を確認した（表2）．症例は，視空間−構成機能を評価するKohs，ROCFの結果の低下を認め，実際の運転場面においても直線走行時に走行速度が安定せず，右寄り走行となること，左折時に確認が不十分になる様子が認められた．またこれらの行動については，指導員に指摘されても評価時間内では修正することは難しかった（図1）．

3● 考察

神経心理学的検査と実車評価結果との関連性についての報告が散見されるが[5,6]，実際の運転場面や行動との関連性を調査した報告は少ない．蜂須賀は，高次脳機能障害者の実車場面でのトラブルを抽出することの難しさを指摘しており，今後の学際的な臨床研究が臨まれるとしている[1]．そのよう

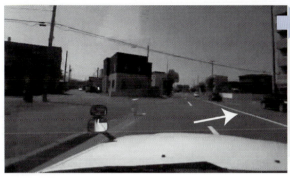
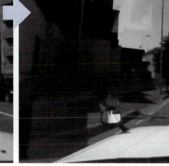

右寄り走行（右タイヤを車線にかけて運転する）　　右側を走行する車が症例が運転する車を回避して走行していく

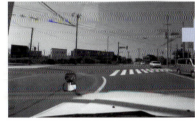
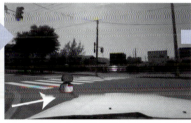
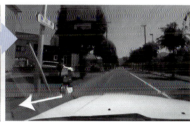

減速せず確認が不十分なまま左折しよう　左側の歩行者等の確認も不十分でやや　大回りとなったためハンドルを切りすぎ，
とする　　　　　　　　　　　　　　　大回りとなる　　　　　　　　　　　　車体が左側にぶれてしまう

図1　症例の実車評価時の様子（ドライブレコーダー）
上：直線走行場面　　下：左折場面

なかか，加藤は実車評価場面における交差点への進入場面，車線内適正位置保持などの場面においてTMT, ROCF, Kohsの結果との関連性を報告しており[4]，本報告の結果とおおむね一致した見解であった．今回提示した症例においては，検査結果から視空間機能の低下が疑われ，車両位置の保持，確認行動といった運転行動上の問題が高次脳機能障害に起因している可能性が考えられる．

運転には多様な高次脳機能が関与しており，危険もしくは危険を生じる可能性のある運転場面を整理していくことで，対象者に対して適切なフィードバックを行うことができると考えられる．運転再開に向けて，注意機能や視空間機能といった機能的な背景を考慮した訓練を実践することにつながると考えられる．

5　まとめ

❶神経心理学的検査と実車評価における運転行動との関連性を検討したところ，TMT, Kohs, ROCFが複数の運転行動と関連していた．
❷高次脳機能障害に起因する運転行動やその場面を整理することで，その後の運転支援に有益な情報をもたらす可能性が考えられた．
❸今後は，神経心理学的検査と実車評価との関連性を整理，対象者へのフィードバック方法も含めた信頼性，妥当性の高い有用な実車評価・訓練方法の検討が必要である．

■ 文 献

1) 蜂須賀研二：高次脳機能障害と自動車運転．認知神経科学 9：269-273，2007．
2) 三村將：高次脳機能障害者の自動車運転．高次脳機能研究 31：157-162，2011．
3) 加藤貴志，他：脳損傷者の高次脳機能障害に対する自動車運転評価の取り組み―自動車学校との連携における評価 CARD について．総合リハビリテーション 36：1003-1009，2008．
4) 加藤貴志, 他：井野辺病院の取り組み．蜂須賀研二（編著）：高次脳機能障害の自動車運転再開とリハビリテーション 1．金芳堂，京都，68-73，2014．
5) 山田恭平，他：脳血管障害者における神経心理学的検査と実車評価との関連性．高次脳機能研究 33：270-275，2013．
6) Devos H, et al : Screening for fitness to drive after stroke : a systematic review and meta-analysis. Neurology 76 : 747-756, 2011.

9 脳障害者に対する自動車運転再開の支援
——富山県高志リハビリテーション病院での取り組み

長江和彦 | 富山県高志リハビリテーション病院作業療法科
吉野　修 | 富山県高志リハビリテーション病院リハビリテーション科

1 はじめに

　当院は，1984年10月に富山県のリハビリテーションの中核的病院として開院した．富山県は世帯当たりの自家用車台数が平均1.74台と全国2位であり[1]，地方中核都市圏の交通実態調査によれば，富山市・高岡市では交通手段のなかで自動車の占める割合は72.2%と高くなっている[2]．これらの統計から，富山県では公共交通機関が十分に整備されていない地域で生活している方も多く，生活上自動車がとても重要な交通手段となっていることが推測される．

　当院では，入院患者の生活復帰，社会復帰の支援の一環として，自動車運転再開の支援を行っている．また，他の医療機関から運転評価目的に外来へ紹介されることも多く，通院リハビリテーションにて自動車運転に関する評価も行っている．本章では，脳障害者の運転評価・再開支援の方法，また，その現状と課題について述べることとする．

2 脳障害者の運転評価・再開支援の手順

　当院では，図1で示す手順で脳障害者の運転評価・再開支援を行っている．まず，院内評価として，病歴・運転歴・服薬などの関連情報の聴取，身体機能・視覚機能などの診察，CT・MRIなどの脳画像検査，神経心理学的検査（Mini-Mental State Examination：MMSE，Trail Making Test：TMT-A/B，標準注意検査：CAT，等），視覚的探索課題－反応時間検査，運転シミュレーター（三菱プレシジョン株式会社製，DS-2000R）を用いた運転評価を行っている．神経心理学的検査や視覚的探索課題－反応時間検査では，全般的な認知機能，注意機能，視覚認知，情報処理速度などの評価を行っている．また，運転シミュレーターでは，アクセル・ブレーキペダル踏み替え反応時間検査，ハンドル操作やペダル操作の滑らかさ，シミュレーションによる走行テストなどを中心に行っている．自動車運転評価においては，実車評価が有用でゴールドスタンダードとされている[3,4]が，当院でも，院内評価は実車評価前のスクリーニングと考えており，院内評価にて大きな支障がないと判断した場合，自動車教習所での実車評価を受けてもらうように指導している．以前は，症例に合わせて作業療法士が実車評価時に同乗していたが，現在は，自動車教習所あてに院内評価結果の概要を記載した実

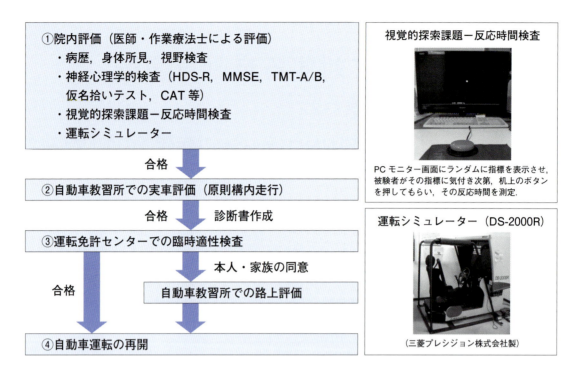

図1 自動車運転評価・再開支援の手順

車評価依頼状を作成し，自動車教習所では教習所の実技評価表と実車評価の総合判定を記載してもらうという方法で連携を取っている．その後，実車評価にて大きな問題がないと判断された場合，運転免許センターの臨時適性検査を受けてもらうという手順を踏んで運転再開の支援を行うようにしている．蜂須賀も述べている[5]が，我々もこのような流れで自動車運転再開の支援をすべきであると考えている．

　他の車や歩行者に対する運転の適切さを評価するためには，路上評価も実施されることが望ましいが，最寄りの自動車教習所では，臨時適性検査を受ける前は，原則構内走行のみの評価となっている．そこで，当院では患者や家族の理解が得られた場合，臨時適性検査後に改めて路上評価目的に自動車教習所に依頼するという流れも新たに設けた．

3　運転評価・支援の流れに関する現状の調査

1● はじめに

　当院には，富山県高次脳機能障害支援センターも併設されており，高次脳機能障害の診断，認知リハビリテーション，認知グループ訓練，生活支援，復学・復職支援等のほか，さまざまな調査研究も行っている．2007年1月から2010年12月までに自動車運転評価を行った高次脳機能障害者を対象とし，運転状況等についてのアンケート調査や運転再開群と運転中止群における院内運転評価成績の比較検討を行った[6]．そして，ウェクスラー成人知能検査（Wechsler Adult Intelligence Scale-Third Edition：WAIS-Ⅲ）の動作性知能指数（PIQ），TMT-A，視覚的探索課題－反応時間検査，運転シミュレーターのアクセル・ブレーキペダル踏み替え反応時間などが高次脳機能障害者の運転評価として有

用である可能性があることを報告した．一方，その調査のなかで，前述の運転再開支援の手順から逸脱している症例が散見されていた．そこで，次に，対象を脳障害者全体に拡げ，運転評価・再開支援の流れについての調査を行うこととした．

2 ● 対象と方法

2012年4月から2014年3月までに運転評価・再開支援を行った脳卒中や頭部外傷の患者230名を対象とし，実車評価の有無，臨時適性検査の有無，運転状況などに関するアンケート調査を行った．

3 ● 結果

アンケートの有効回答数は90名であり，その平均年齢は60.7 ± 11.2歳（平均±標準偏差），性別は男性73名，女性17名で，疾患の内訳は脳梗塞47名，脳出血33名，頭部外傷8名，くも膜下出血2名であった．90名のうち62名が運転を再開しており，28名が運転中断となっていた（図2）．

90名のうち38名が院内評価後に実車評価を受けに自動車教習所へ行っていた．そのなかの28名は，さらに運転免許センターの臨時適性検査を経て運転を再開しており，適切な流れと考える．また，残りの10名のうち5名

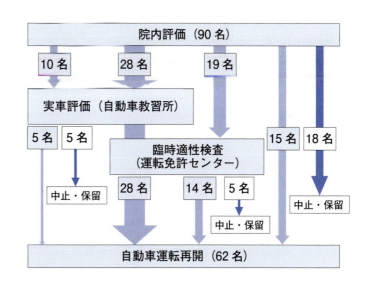

図2　運転再開支援の流れの現状

は臨時適性検査を介さずに運転を再開し，5名は運転中断となっていた．現在，運転免許証の更新時以外に公安委員会に病状について自己申告し，臨時適性検査を受けることは義務とはされていないが，医療機関としては運転再開前に臨時適性検査を受けるように本人や家族に指導すべきであったと考える．90名のうち19名は院内評価にて身体機能障害や高次脳機能障害が軽症または認められなかった群で，実車評価を省いて臨時適性検査を受けていたが，この流れはある程度妥当であったと考える．残りの33名のうち15名も身体機能障害や高次脳機能障害が軽症か認められなかった群であり，院内評価のみで運転再開となっていたが，やはり臨時適性検査は受けるべきであったと考える．また，残りの18名は院内評価にて，身体機能や高次脳機能の低下が顕著であり，院内評価のみで運転中断となっていた．

運転を再開していた62名の運転状況については，運転再開から調査時までに3名が交通事故を起こしていた．走行中左側の電柱への軽度の接触，後退時の車庫の支柱や駐車車両への接触といった3件であり，いずれも大きな事故ではなかった．

4● 考察

　この調査にて，臨時適性検査を受けずに運転を再開していた症例が認められたが，診療記録などにてその詳細を確認すると，医療機関側の認識不足や説明不足，患者・家族の理解不足などが原因と考えられた．そこで，運転再開支援に関する院内勉強会の開催や患者用の運転再開の流れに関する説明用紙の作成を行った．

　しかし，根本的には脳障害者の運転評価に関する明確な判定基準が存在しないため，患者や家族に対する評価結果説明が曖昧となってしまう場合があることも原因ではないかと考える．高次脳機能障害に関しては，病識の低下も問題となるが，患者や家族に客観的な運転評価結果に基づいた根拠のある明確な説明を行い，理解を求めることも重要であると考える．2013年4月より「高次脳機能障害者の自動車運転再開とリハビリテーション」に関する研究事業が開始され，2014年8月より「脳障害者の自動車運転再開に関する簡易自動車運転シミュレーターを用いた多施設共同研究」に当院も取り組んでいるが，この研究成果により脳障害者の運転評価に関するガイドラインが作成されることが期待される．

4　おわりに

　公共交通機関が十分に整備されていない地域で生活している人々にとっては，就労年齢のみならず，高齢者にとっても自動車運転は生活上とても重要なものとなっている．このことは，脳卒中や頭部外傷を患った人においても同様であり，医療機関には適切な自動車運転評価や運転再開の支援を行うことが求められている．現在，さまざまな医療機関が，それぞれの方法で運転評価を行っているのが実状であり，今後，脳障害者の運転評価に関するガイドラインが作成されることが望ましい．

　また，脳障害者の自動車運転評価においては，医療機関による実車前評価と自動車教習所での実車評価の両方が重要である．そのためには，医療機関と自動車教習所が，症例を通じて相互理解を図ることや，よりよい連携を求めた意見交換会を開催するなど，日頃より顔の見える良好な関係を構築しておくことも大変重要である．

■文　献

1) 国土交通省：自動車交通関係統計データ．http://www.mlit.go.jp/jidosha/topbar/data/data.html，2014年12月29日検索
2) 都市交通調査・都市計画調査：PT調査の実施状況・結果概要．http://www.mlit.go.jp/crd/toshiko/pt/kotsujittai.html，2014年12月29日検索．
3) Katz RT, et al：Driving safety after brain damage；Follow-up of twenty-two patients with matched control. Arch Phys Med Rehabil 71(2)：133-137, 1999.
4) Schultheis MT, et al：医療従事者のための自動車運転評価の手引き（三村將監訳）．新興医学出版社，東京，3-17，2011.
5) 蜂須賀研二（編著）：高次脳機能障害者の自動車運転再開とリハビリテーション1．金芳堂，京都，2014.
6) 吉野修，他：高次脳機能障害者に対する自動車運転評価について．Jpn Rehabil Med 48(s)：277, 2011.

10 自動車教習所との連携

藤井　彰 | おんが自動車学校
飯田真也 | 産業医科大学若松病院リハビリテーション部

1 はじめに

　自動車の運転は，身体機能，感覚・認知機能や精神心理機能などあらゆる機能が関与しそれらが統合して行われる複雑な活動であり，運転歴や既住歴などの基本的な関連情報の収集，医療機関における実車前評価，路上運転評価を含む包括的な運転評価が重要である[1]．路上運転評価は主に自動車学校が実施するが，医療機関と自動車教習所との連携は不可欠であり，2002年より産業医科大学リハビリテーション科とおんが自動車学校は連携した取り組みを開始した[2]．本章では，医療機関と自動車学校の連携の実例として，おんが自動車学校との連携と実車評価の実際を述べる．

2 産業医科大学の自動車運転再開評価

　まず当院での自動車運転再開の流れとしては，病歴や既住歴，運転歴などの運転に関連する情報の聴取，実車前評価として麻痺の有無や程度，ADL状況含めた身体機能の確認，視覚機能としての半盲や視空間認知機能としての半側空間無視などの有無の確認，また神経心理学的検査としてTMT（Trail Making Test），Rey-Osterrieth複雑図形（以下，ROCF），CAT（Clinical Assessment for Attention），UFOV（Useful Field of View）を必須項目として実施し，必要に応じFAB（Frontal Assessment Battery）やWAIS-Ⅲ（ウェクスラー成人知能検査），BIT行動性無視検査などの検査を実施している．基準から大きく外れなければ簡易自動車運転シミュレーター（Simple Driving Simulator：SiDS）を実施する．医療機関の立場から適性ありと判定した場合，おんが自動車学校に連絡してこれらの情報を提供し，構内評価を実施し，危険と判断されなければ路上評価を実施している．産業医科大学の評価と，自動車学校の構内評価および路上評価のすべての結果を基に，病院で運転再開は可と判断すれば，公安委員会の臨時適性検査を受けることをすすめる（図1）．なお，産業医科大学の評価が不可の場合は，原則として自動車学校での構内評価や路上評価は実施しない．

第Ⅱ部　自動車教習所の役割と連携

```
┌─────────────────────────────────────────────────┐
│　　　　　　　① 病院内での基本的な評価　　　　　　　│
│　◆関連情報の聴取（病歴，既往歴，運転歴など）　　　│
│　◆医療機関における実車前評価　　　　　　　　　　　│
│　　―身体機能や視覚機能，ADL等　　　　　　　　　　│
│　　―神経心理学的検査　　　　　　　　　　　　　　　│
│　　・視空間能力（Reyの複雑図形）・注意／情報処理速度（TMT，CAT）・有効視野（UFOV）│
│　◆必要時追加　　　　　　　　　　　　　　　　　　　│
│　　・半側空間無視（BIT）・知能（WAIS-Ⅲ，MMSE）・記憶（WMS-R）・遂行機能（FAB）│
└─────────────────────────────────────────────────┘
                    ↓                  成績の悪い人の運転は危険
         ② 簡易自動車運転シミュレーター（SiDS）
                    ↓                  ①を含め総合的に成績の悪い人は危険
              ③ 教習所での路上運転評価
                    ↓                  すべての結果を基に適正ありと判断
              公安委員会の臨時適正検査
```

図1　当院での自動車運転再開の流れ

3　おんが自動車学校の実車観察評価

1● おんが自動車学校での実車観察評価の流れ

　まず病院側から事前電話連絡を受け，患者の基本情報，高次脳機能障害などの運転に影響する現在の問題点の情報を得る．その後，対象患者と電話にて日程の予約を行い，実車当日の注意事項などを伝える．実車観察評価当日は，まず面談にて運転歴や，病気になって運転を行ったか，運転の必要性など，運転に関する基本情報を家族も含め聴取する．次に場内講習にてまず運転に慣れてもらうのを目的に，発進や後退，カーブなど基本的な運転操作を確認し，路上運転が可と判断すれば次に路上講習を実施する．路上講習では一般の生活道路で運転してもらい，前方・側方車両との車両感覚や障害物・自転車・人の確認は行えているか，また信号や速度制限を判断し交通ルールを守れているかなどの認知力，判断力を重点的に観察し評価を行う（表1）．評価終了後，実車観察評価を次に示す書面（実車観察評価表，検定成績表，検定成績表適用項目詳細）にて病院へ報告を行う．

表1　実車観察評価の内容と時間配分

	受付・面談	事前情報の確認	
場内	基本走行 法規走行 後退操作	発進・停止・カーブ走行 進路変更・右左折 直進バック・車庫入れ	15分
路上	30・40・50km 交差点通過 進路変更	住宅街・生活道路・幹線道路 一時停止・信号・見通しが悪い 車線変更・障害物	30分
	講評	是正点・注意点	5分

表2 Driving assessment scale（DAS）（文献3を改変）

	0	1	2	
スムーズに加速をする	□	□	□	
他車の邪魔をする	□	□	□	
適切な位置で停止する	□	□	□	0；運転中一貫して困難に遭遇
信号を遵守する	□	□	□	
他車にいらいらする	□	□	□	1；いくつかの場面で困難に遭遇
通行権を譲る	□	□	□	
100フィート（約30m）後退	□	□	□	2；全場面で困難なし
指示に従う	□	□	□	
速度を保つ	□	□	□	
安全な距離で追従する	□	□	□	
方向指示器を使う	□	□	□	
車線内の適性位置を保つ	□	□	□	
車線変更で指示器を出す	□	□	□	
車線変更で死角を確認する	□	□	□	
車線変更で速度を保つ	□	□	□	
スムーズに減速する	□	□	□	
完全に停止する	□	□	□	
交通標識に注意し対応する	□	□	□	
歩行者に注意し対応する	□	□	□	
十分に視覚的に確認する	□	□	□	
指示した場所へ駐車する	□	□	□	
気を散らす（注意散漫）	□	□	□	
良い判断をする	□	□	□	
教習官がブレーキを使う	□	□	□	
教習官がハンドルを使う	□	□	□	
	合計		点／50点	

総合判定
　□ 0：現状では，安全運転をするのは難しいと思われる．
　□ 1：再度，実車での安全運転練習等が必要と思われる．
　□ 2：条件付で安全運転可能だと思われる．
　□ 3：良好と思われる．安全運転に努めて下さい．
Driving assessment scale（DAS）
　□ 0：どの状況でも運転すべきでない．
　□ 1：最善の状況で運転可能（好天，交通量がない，慣れた道路，日中）．
　□ 2：適度に困難な状況で可能（非常に混雑した道路，悪天候，慣れない道路は避ける）．
　□ 3：どんな状況でも運転可能．

2● 実車観察評価表（病院側）

　実車観察評価表はNovackの論文[3]よりDriving assessment scale（DAS）を翻訳したものに総合判定を加えた評価用紙からなる（表2）．25項目について各2点の加点法で行う（満点50点）．

　❶運転中に一貫して困難に遭遇　　0点
　❷いくつかの場面で困難に遭遇　　1点
　❸全場面で困難なし　　　　　　　2点

　病院側の観察評価目安は上記の通りであるが，評価の目安が立てやすい項目は具体的にチェックする．たとえば「完全に停止する」の項目は，一時停止指定場所において減速しない，確認しない場合は0点，徐行して確認した場合は1点，停止状態で確実に確認した場合は2点とした．
　総合判定，Driving assessment scale（DAS）はすべての講習が終了後に，場内講習，路上講習を

併せた全体的な運転の様子を振り返り，基準に従い0～3の4段階に分類する．最近の25名の実車観察評価の合計点数と総合判定は表3の通りである．総合判定で3と評価した患者は残念ながら0％，2の評価32％，1の評価56％，0の評価12％に分かれた．自動車学校の指導員として，一番よい評価は出しづらく，一番悪い評価もつけづらいのが本音である．だが結果的に車間距離，速度，標識等の交通ルールを守ろうとしない安全意識のない者には厳しい評価になる．

表3　25名の総合判定結果の割合と合計点数

総合判定	人数（名）	比率（％）	合計点数
3	0	0	50～44
2	8	32	43～37
1	14	56	36～21
0	3	12	20～0

3◉ 検定成績表・検定成績表適用項目詳細（自動車学校側）

　検定成績表は免許取得者に対して通常自動車学校が使用する評価で，安全措置や操向，安全確認等の項目に関して100点からの減点方式にて採点を行う．一時停止指定場所では確実に停止状態での安全確認行動，右左折時の速度では最徐行ができているかなどが観察評価のポイントになる．その結果を検定成績表適用項目詳細に基づき細目ごとに説明を行い総評を実施する．観察評価の根底には，病識が保たれており，以前と異なる身体的，認知・判断状況に対し，速度調整を行う，左右・後方確認を十分行うなどの対応ができているかが評価基準になるので，患者自身が現状を認識して運転行動を改善改革できるかが重要である．

4◉ 現在の課題

　対象患者については，病院からの詳細な検査結果や具体的な実車前情報が得られるため，安全で適切な実車評価が行える．一方，医療機関からの事前情報によりバイアスがかかり，判定に影響を与える可能性は否定できない．また，高次脳機能障害者を対象とする講習は1時間程度の単回評価が多いので，受傷前の運転習慣を十分把握できず，評価時の運転行動は高次脳機能障害の影響なのか，運転習慣や悪癖なのか，判断することには困難を伴う．これらは家族の同乗による実車観察評価で明らかとなる場合もあるが，今後の課題でもある．

　また採点方法であるが，自動車学校では加点評価する習慣がなく減点評価に慣れている．加点法は合計点による総合判定が容易でわかりやすいが，同一不具合を何度繰り返しても大きなマイナスにはならないという一面があり，加点法と減点法の結果が一致しない場合もある．自動車運転への教育指導の観点からは，減点法のほうがより問題点を的確にとらえることができる．実車評価の項目や採点方法は，評価する者（自動車学校側）と評価結果をみる者（病院側）が共通の理解のもとで取り組み，今後とも検討する必要がある．

4　おわりに

　今回，産業医科大学とおんが自動車学校の連携の現状について報告した．脳損傷者の運転能力は路上評価が最も正確に反映される[4]との報告もあり，現段階では医療側と自動車学校側の連携は不可欠である．一方，病院で実施する神経心理学的検査やSiDS等の結果に基づく運転再開可否の判断精

度は向上しつつある．最終確認の意味を含めて自動車学校と連携をとり，実車観察評価を実施することは，高次脳機能障害者の自動車運転再開のためには重要である．また，医療機関の評価技術の向上により実車観察評価時にもう少しで交通事故になるといった危険に直面することはなくなり，安全な実車観察評価ができている．今後，自動車運転再開システムの構築が進み，さらに精度を高めることができ，病院側の検査のみで運転再開の可否最終判断が決定できれば理想的であり，これらの判断基準が公安委員会の自動車運転免許臨時適性試験にも反映されることが望まれる．

■文 献

1) Schultheis MT, et al：医療従事者のための自動車運転手引き（三村將監訳）．新興医学出版社，東京，2011．
2) 蜂須賀研二（編著）：高次脳機能障害者の自動車運転再開とリハビリテーション 1，金芳堂，京都，2014．
3) Novack TA, et al：UFOV performance and driving ability following traumatic brain injury. Brain Inj 20：455-461, 2006.
4) Akinwuntan AE, et al：Determinants of driving after stroke. Arch Phys Med Rchabil 83：334-341, 2002.

第Ⅱ部　自動車教習所の役割と連携

11 対象者・家族に何が提供できるのか？
―― 岡山自動車教習所と岡山リハビリテーション病院の連携

酒井英顕 | 岡山リハビリテーション病院
横山喜孝 | 岡山自動車教習所

1 はじめに

　岡山リハビリテーション病院（以下，当院）は，入院患者の約7割が脳卒中を占める129床の回復期病院であり，2009年より脳損傷者の自動車運転（以下，運転）に作業療法士が関わる取り組みを開始した．しかし，机上検査では判断に限界があることや運転再開の診断書を作成するには実車講習の情報が必要であり，岡山自動車教習所と連携することにした．当初はペーパードライバー講習の枠組みで行っていたので，教習所指導員（以下，指導員）の担当が替わることや表面に現れた運転行動の問題に対してのみ対処していた．作業療法士が同行し連携を重ねていくと，対象者の運転行動や安全性に関するとらえ方など，お互いの専門性の融合が必要であり，医療機関と教習所とのより一層綿密な連携が必要と考えるに至った．以下に，当院と岡山自動車教習所との連携の目的・手順について説明する．

2 連携の目的と手順

　対象者・家族が現状の運転能力と問題点をとらえ，今後の運転について考える場を提供すること．状況把握・実車講習・フォローアップの関わりについて手順を説明する（図1）．

1● 状況把握の時期

　連携開始当初，当院では作業療法士の知識・経験により，対応が異なる問題が生じていたため，運転係6名を配置し統一した対応がとれるシステムを構築した．
　対象者の評価は，作業療法士が連携シートを使用して行う．連携シートは4枚綴りで，内容は，診断名・キーパーソン・次回免許更新日・意向などの「基本情報」，運転する目的・時間帯・頻度・道路環境などの「病前運転状況」，車線変更の頻度・車線に対する車体位置などの「病前運転傾向」，身体機能や高次脳機能面などの「障害の要素」，また，障害が日常生活や運転に及ぼす影響などの「障害と日常生活・運転への影響」，対象者・家族が障害と運転の関係性をどのようにとらえているかなどの「病態理解」からなる．このように，運転目的や道路状況の特徴をとらえ，障害の影響を予測し，

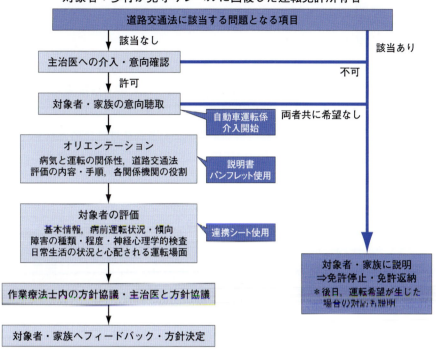

図1 自動車運転評価の流れ

まずは,全般的社会活動評価を行った後,運転ニーズを確認.対象者つまり「本人及び家族」の意向を確認する.
今後運転しない場合でも,今までの外出目的や楽しみ・やりがいが損なわれないか,などQOL的介入へとつなげていく.

対象者・家族の認識や病前運転傾向を考慮して,心配される運転場面を予測するのが特徴である.連携シートがよりよい情報提供手段となるように,指導員と意見交換を重ね,「障害」と「運転」が関連してイメージしやすいように,生活場面でみられていたエピソードを具体的に記載し,その障害が運転にどのように影響するのかを対比して記載するようにした(図2).これらの作成にあたり,(一社)岡山県作業療法士会事業部が行ったアンケート結果も参考にした[1].

最終的に,対象者・家族が教習所を利用する必要性を感じ同意が得られた場合には,実車講習へと移行する.

注意力低下	生活への影響	□無 □有「　　　　　　　　　　　　　　　」
□疑い有	運転への影響の可能性	□無 □判断困難 □疑い有「　　　　　　　」

図2 連携シート(抜粋)

連携シート2枚目(障害と日常生活・運転への影響)は,身体機能,高次脳機能障害,自己認識,家族認識の領域からなる.高次脳機能障害の中の注意力低下の項目を,例として提示する.生活への影響と合わせて運転への影響を記載するのが特徴である.

2 ● 実車講習の時期

【1】日程調整・情報提供

主治医の許可と対象者・家族の同意を得た後，作業療法士が電話にて対象者の状況・状態を伝え，日程を調整する．実車講習2，3日前には，連携シートをFAXにて送付する．

【2】実車講習内容の構築

指導員は，送られてきた連携シートの「障害の要素」「障害と日常生活・運転への影響」に重点をおき，対象者・家族の「病態理解」について確認を行い，講習内容を構築する．

【3】実車講習の流れ

専属の指導員1名が対応する．時間・距離の規定はなく，対象者・家族・指導員・作業療法士が同乗する．同乗する家族は，運転免許を所有し，対象者の病前の運転状況を知り，対象者も納得できる家族に依頼する．車内には，走行方向と車内の様子を映し出す双方向性ドライブレコーダー（EagleView KBB-003, Inbyte）を装着し，映像を録画する．構内講習では問題がなくても，路上講習で問題を生じる場合があるので，注意を要する．また，連携シートの「病前運転傾向」を把握し，何が病前と違うのか，またなぜ違うのかという視点で，実車講習中も臨機応変に対応を行う．以下に，具体的な流れを説明する．

❶ 受付，説明：指導員が挨拶や体調確認，個人情報保護・本日の内容説明・諸注意（交通法規の遵守・事故防止・通常の運転を心掛けること等）を行う．この場面では，対象者・家族の精神的ストレスを緩和し，円滑に実車講習へ移行できるような会話を心がける．

❷ 構内講習：外周のウォーミングアップ走行・交差点の右左折評価後，対象者の障害特性に合わせて個別に考えた課題走行を行う(表1)．また，療養等のために運転をしていない期間を考慮し，操作を思い出し環境に慣れるように配慮する．左アクセルペダル等の改造車は慣れるまで十分な練習が必要であり，構内で少なくとも3時間程度の操作練習をする．構内講習の特徴としては，障害特性を考慮して意図した状況を設定して運転操作を評価できる点である．構内講習で車体を車線内に維持することが困難であったり，交差点で反対車線を跨いだりする場合には，路上講習の実施は不可とする．

表1　個別的に考案した構内講習課題

課題とそのポイント	
緊急回避 （急ハンドル・ブレーキ）	緊急時に，追突，接触事故を防ぐ反応動作，踏力があるか 的確で円滑なハンドル・ブレーキ操作ができるか
段差路での急発進・停止 （AT車）	軽い右下肢の麻痺 改造車では，左足のアクセル・ブレーキ操作に誤操作がないか
パイロンスラローム	上肢に麻痺がある場合，ハンドル操作が円滑にできるか パイロンと車体の幅や左右空間がバランスよく認知できるか
白線にタイヤを合わせる	左タイヤを白線上に，また右タイヤを白線上に合わせて走行が可能か ＊車体を意図した場所に操作可能か評価する
垂直パイロン通過	左右の幅の認知が均等にできるか ＊車幅より左右30cm広げたポールの間の中央を通るように指示して，左右の幅のバランスを評価する

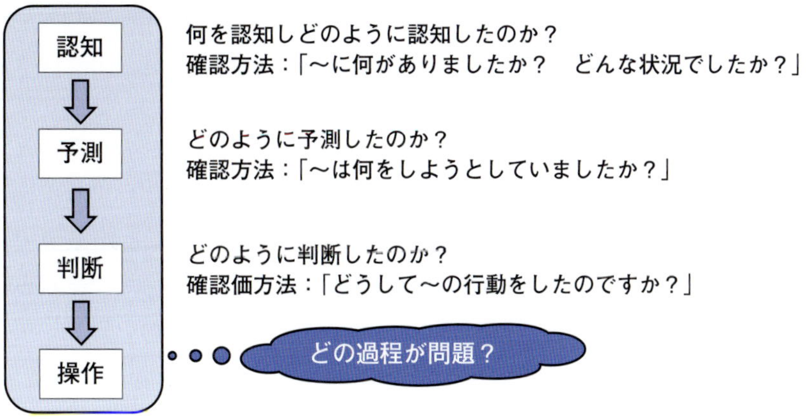

図3 路上講習のポイント

❸**路上講習**：対象者が今後運転する状況を想定して実施する．走行位置と進路の取り方に注意し，表情・しぐさ・腕のだるさ・集中力等の観察を行いながら，認知・予測・判断・操作の過程を確認する（図3）．構内講習との大きな違いは，刻々と変化する交通状況・環境（他車輌・歩行者・自転車の存在）を瞬時に認知・予測・判断しなければいけないことであり，負担は構内講習の比ではない．路上講習中に事故に直結する危険な行為がある，危険を自覚していない，指導しても改善がみられない場合，などは直ちに中止する．

❹**フィードバック（教習所）**：対象者に自己評価を聴取する．その後，家族にも運転に関する印象を聴取し，指導員より安全運転行動に関して，作業療法士より障害の側面に関して，運転結果を解釈しアドバイスを行う．

【4】フィードバック（院内）

対象者・家族が短時間で，教習所の状況やアドバイスを理解し整理することは大変である．そのため，ドライブレコーダーの映像を活用し，エピソードを振り返ってもらう．また，対象者・家族が何を感じとり・何を感じることができないか，問題点をどのようにとらえ，今後どのような対応をしようとしているのかを聴取する．ここでは，一方的な意見・知識の押しつけではなく，対象者・家族を中心に双方向性のコミュニケーションを行う．対象者・家族が現在の運転能力やその問題点を十分理解した上で，今後の意向を聴取し，指導員のコメントや実車講習の問題点を主治医に報告する．その後，主治医・対象者・家族で面談を実施し，方向性を決定する．問題点が多く，対応行動のさらなる向上が必要と考えられた場合は，リハビリの継続や教習所の再利用をすすめ，機能向上や対応能力の改善を図る．

3● フォローアップの時期

運転再開者については，退院後もしくは，実車講習終了1か月を程経過した時点で，指導員が対象者に電話連絡を行い，不安に感じている点，運転で気をつけている点，ヒヤリとした経験や事故の有無など現在の運転状況を聴取し，結果は作業療法士にも提供する．また，聴取した内容から運転に不安がある場合や対象者・家族から講習の希望がある場合は，実車講習の再受講をすすめる．

3 交流事業

「障がい者の運転」に関する専門職種は存在しない．そのため，「障害」の専門家と「運転」の専門家が一堂に会して，「どのようなことが起きるのか」「なぜ起きるのか」「どのように関わることによって対象者の可能性は広がるのか」などを共通の基盤で検討し交流することが重要である．2012年・2013年には，作業療法士向けに改造車体験講習，2014年には，指導員向けに神経心理学的検査の体験や脳機能・高次脳機能障害についての勉強会を行った．このような活動を通じ，情報の共有・実車講習の新たな可能性について意見交換を行い，相互に役割を理解した連携体制の構築を思案している．

4 まとめと課題

医療機関の作業療法士と自動車教習所の指導員が協働し，家族も参加の下で構内講習，実車講習を実施し，指導員のコメントや実車講習の問題点を主治医に報告し，主治医，対象者，家族の面談で最終方針を決定する体制を構築した．今後は障害の種類や程度とエラーを生じやすい運転行動を分析し，指導員に精度の高い情報提供ができるよう取り組む必要がある．また，交通心理士や工学系専門家とも交流を拡大し，さらなる専門性の融合を行い，対象者と家族にとってはわかりやすい指導やアドバイスであり，有意義な判定ができるようにしたい．

■文　献

1) 酒井英顕，他：障がい者の自動車運転における関係機関同士の理解と連携の輪．OTジャーナル 49 (2)：117-123, 2015.

12 机上課題と実車評価

吉野　修 | 富山県高志リハビリテーション病院リハビリテーション科
加藤徳明 | 産業医科大学リハビリテーション医学講座

1 はじめに

　脳障害者が自動車運転を再開する際には包括的自動車運転評価が重要である[1]．包括的評価は，運転歴の把握，視覚障害・麻痺・感覚障害など身体機能，認知や注意など高次脳機能に関する医療機関評価ばかりではなく，構内や公道の実車運転などの教習所評価からなる．自動車運転再開とリハビリテーションに関する研究班で議論されてきた内容をもとに，推奨される机上課題と実車評価の概要に関して述べる．

2 医療機関における実車前評価

　障害者が運転再開を希望する際には，脳卒中の発病あるいは外傷性脳損傷の受傷前に運転免許を取得しており，運転再開を希望した時点でも公安委員会が実施する適性試験の基準[2]を満たしていることが大前提である．この適性試験は免許新規取得や更新時に実施され，検査項目は，視力，色彩識別能力，聴力，運動能力であるが（表1），特に脳障害の後遺症として問題となるのは視力や視野を含む視覚機能と，ハンドルやペダルの操作に関連する運動機能である．視力検査は，両眼で 0.7 以上，片眼で 0.3 以上あれば合格となり，運転が危険である半側空間無視や同名半盲の患者も，多くはこの基準を満たしてしまう．医療機関における実車前評価の段階で，これらの患者を的確にとらえる必要

表1　普通免許の適性検査基準

視力	・両眼で 0.7 以上，片眼で 0.3 以上 ・片眼で 0.3 未満の場合は，他眼視力が 0.7 以上で視野が左右 150 度以上
色彩識別能力	・赤，青，黄が識別できる
聴力	・10m の距離で 90dB の警音器の音が聞こえる （上記の聴力は無いが，後写鏡を用いて後方から進行してくる自動車を確認できる）
運動能力	・安全な運転に必要な認知および操作の能力がある ・補助手段を用いてよい

道路交通法施行規則（平成 26 年 10 月 8 日改正）より抜粋し簡略化して表示した．

がある．運動能力に関しては「安全な運転に支障を及ぼすおそれがないと認められること」とあるが，運転補助装置や操作部の改造を加えることで，多くの患者は運動能力検査に合格できる．

1 わが国で推奨される机上課題

警察庁丁運発第42号（平成26年4月）のなかに「一定の病気等に係る運転免許関係事務に関する運用上の留意事項について」が示されており，安全な運転に支障を及ぼす一定の病気等とその運用基準[3]が記載されている．それによると，日常診療で遭遇する機会の多い脳卒中では，見当識障害，記憶障害，判断障害，注意障害等は「認知症」に係る規定に従う．外傷性脳損傷（TBI）も，頭部外傷後遺症が「その他の認知症」の項目に含まれているので，「認知症」に係る規定に従う．すなわち6か月以内に回復の見込みがない場合は，運転免許は取り消しとなる．運転再開の対象となる脳障害者は，少なくとも認知症の範疇ではないことが前提となる．

机上課題として主に神経心理学的検査を実施して，高次脳機能障害の有無，もし高次脳機能障害があればその内容と程度をスクリーニングして，自動車運転に必要な神経機能を有しているか否かを医療機関として判断する．評価方法は，Mini-Mental State Examination（MMSE），Trail Making Test（TMT），Rey-Osterrieth複雑図形（ROCF）模写を必須検査，三宅式記銘力検査，Frontal Assessment Battery（FAB），ROCF3分後再生を推奨検査として共同研究を開始した．注意機能に関してはClinical Assessment for Attention（CAT）も実施することを推奨している．表2に判断の目安にしている参考値を示す[4]．今後，多施設での共同研究結果により修正を加え，必要な検査や参考値を再考する予定である．

2 海外で推奨される机上課題

机上課題と路上評価との関連に関しては，脳卒中単独や脳卒中とTBIの混合集団で検討した研究が多い．予測因子になり得る神経心理学的検査は，注意機能（TMT, Wechsler Adult Intelligence Scaleの符号, Symbol Digit Modalities Test），視空間構成・認知（ROCF, Behavioural Inattention

表2 運転再開に関する神経心理学的検査の参考値

1	知的機能がおおむね保たれている． Mini-Mental State Examination：若年（15〜30歳）25点以上，中高年 24点以上
2	注意機能がおおむね保たれている． Trail Making Test A：若年 42秒以内，中高年 63秒以内 Trail Making Test B：若年 82秒以内，中高年 159秒以内
3	視空間構成能力がおおむね保たれている． Rey-Osterrieth複雑図形：34点以上
4	記憶がおおむね保たれている． 三宅式記銘力検査 無関係対語3回目施行：若年4点以上
5	遂行機能がおおむね保たれている． Frontal Assessment Battery：若年15点以上，中高年 12点以上

［補足］
より詳細な評価法を用いてもよい（WAIS-Ⅲ，CAT, BIT, WMS-R, BADSなど）．「おおむね保たれている」ことの目安を示すが，数値のみではなく総合的に判断すること．ただし，半側空間無視や同名半盲を疑う場合は特に注意すること．Trail Making Testの図版は縦型を用いた（本書第Ⅰ部の3神経心理学的検査を参照）．

Test），反応時間（複雑・単純），知覚速度（Motor Free Visual Perception Test），有効視野（Useful Field of View），Stroke Drivers Screening Assessment などがある[5]．TMT は机上課題として広く実施されており，路上評価合否に関するカットオフ値は，TMT-A は 46 秒[6]，TMT-B は 90 秒[7,8] と報告されている．ただし，TMT-B はわが国では原法と異なる図版（アルファベットが平仮名で横版）が用いられており，交通事情や法規も異なるため，独自で基準を定めるべきである．よって，医療機関で実施する検査は，研究班で定めたように統一した検査方法で研究を進める必要がある．

3 実車評価

2014 年 9 月 27 日に行われた「第 2 回自動車運転再開とリハビリテーションに関する研究会」で，「教習所との連携，実車評価の実際」をテーマとしたパネルディスカッションを行ったところ，実車評価が重要であるという認識は多くの医療機関で一致していた．しかし，参加者に対して行ったアンケートからは，実車評価まで実施していると答えた医療機関は全体の約 3 割程度であり，実施するには多くの障壁があることがうかがえた．実車評価を行うにあたって，ほとんどの医療機関が自動車教習所に依頼することになるが，その自動車教習所の対応はさまざまである．脳障害者の実車評価を行う場合，構内走行のみならず，実際に車両が走っており歩行者もいる公道でも走行することが望ましい．実車評価を行うには，研究班のコンセンサスとして，まず，医療機関で神経心理学的検査や簡易自動車運転シミュレーター（SiDS）を用いた評価を行い，医学的に運転可能と判断できる患者をスクリーニングして抽出することである．次いで医学的に運転可と判断した患者を自動車教習所に依頼し，実車教習を受けて合格した者に関しては，公安委員会提出用の診断書を作成し，公安委員会の臨時適性検査を受ける手順を提唱している．一方，公安委員会の臨時適性検査を受ける前に路上教習を実施するのは好ましくないとする県もあり，臨時適性検査を受けてから実車講習を依頼してほしいとする教習所もあるので，地域の状況に応じた対応が必要となる．

実車評価には，教習指導員が同乗して行う方法，担当作業療法士が同乗し医学的な観点から観察する方法，家族が同乗し病前・受傷前の運転と比較する方法，ドライブレコーダーやビデオなどで撮影したもので評価する方法などがある．研究的な取り組みは別として，より多くの医療機関で実施可能な標準的方法は教習所指導員による評価と考えている．指導員による評価は，チェックリスト形式の実車運転技能評価用紙を用いて行われているが，標準化されたものはなく，各々の自動車教習所で独自の評価用紙が用いられている．今後，この実車評価用紙が全国的に統一されることが理想的ではあるが，さまざまな自動車教習所の理解や協力を得るには時間がかかることや地域の状況を勘案して，少なくとも総合判定が統一されることを希望する（表3）．

表 3 実車評価の総合判定

総合判定	
3	良好と思われる．安全運転に努めて下さい．
2	条件付で安全運転可能だと思われる．
1	再度，実車での安全運転練習等が必要と思われる．
0	現状では，安全運転をするのは難しいと思われる．

また，実車評価は重要ではあるが，限られた時間で複雑な交通状況をすべて評価できるわけではないことにも留意が必要である．たとえば，歩行者の飛び出しなどに対して，とっさに適切な運転行動が可能かなどの評価をすることは難しく，医療機関において神経心理学的検査やシミュレーター検査を行い，視覚性注意配分や情報処理速度に関しても十分な情報を得ていることが重要である．

4 まとめ

　脳障害者の運転評価・運転再開支援を行うには，医療機関での実車前評価として神経心理学的検査とシミュレーター検査，自動車教習所での実車評価を合わせて実施することが重要である．神経心理学的検査は机上課題として実施され，MMSE，TMT，ROCF，三宅式記銘力検査，FAB が推奨される．

■文　献

1) Maria T, et al：医療従事者のための自動車運転評価の手引き（三村將監訳）．新興医学出版社，東京，2011．
2) e-Gov 法令検索，道路交通法施行規則：http://law.e-gov.go.jp/htmldata/S35/S35F03101000060.html
3) 警察庁，一定の病気等に係る運転免許関係事務に関する運用上の留意事項について：http://www.npa.go.jp/pdc/notification/koutuu/menkyo/menkyo20140410.pdf
4) 蜂須賀研二：自動車運転再開の指針と判断基準案．蜂須賀研二（編著）：高次脳機能障害者の自動車運転再開とリハビリテーション 2．金芳堂，京都，103-108，2015．
5) 加藤徳明：高次脳機能障害者の自動車運転再開に関する研究報告：文献レビュー．蜂須賀研二（編著）：高次脳機能障害者の自動車運転再開とリハビリテーション 1．金芳堂，京都，76-88，2014．
6) Aslaksen PM, et al：Prediction of on-road driving ability after traumatic brain injury and stroke. Eur J Neurol 20：1227-1233, 2013.
7) Devos H, et al：Screening for fitness to drive after stroke：a systematic review and meta-analysis. Neurology 76：747-756, 2011.
8) Hargrave DD, et al：Two brief measures of executive function in the prediction of driving ability after acquired brain injury. Neuropsychol Rehabil 22：489-500, 2012.

第III部

研究および開発

第Ⅲ部　研究および開発

13 簡易自動車運転シミュレーター(SiDS)の使用方法

合志和晃｜九州産業大学情報科学部
加藤徳明｜産業医科大学リハビリテーション医学講座

1 はじめに

　外傷性脳損傷などの高次脳機能障害者の自動車運転再開可否に関する判断材料を得る目的で，病院のリハビリテーション科（部）や臨床検査科（部）にて簡単に低コストで実施できる自動車運転再開可否診断用検査システムを開発した．この検査システムは簡易自動車運転シミュレーター（Simple Driving Simulator：SiDS）と称し，認知反応検査，タイミング検査，走行検査，注意配分検査の4つの検査からなる．検査内容の詳細については，書籍『高次脳機能障害者の自動車運転再開とリハビリテーション1』にて説明している[1]．ここでは，主に使用方法について説明する．

2 検査の概要

　SiDSは，高次脳機能障害者の自動車運転再開の可否について，自動車学校で実車評価をする前に病院内で判定するための検査システムである．内容については，SiDSすなわち簡易自動車シミュレーターという名称ではあるものの，ドライビングシミュレーターによる現実にきわめて近い状況を再現した自動車運転技能の判定ではなく，反応時間，速度予測感覚，注意配分など運転に関わる基本的な能力を判定するものである．すなわち，SiDSで運転再開可と判定された者が実車評価へと進むことを想定している．検査結果は，印刷用のPDFファイルと解析用のExcelファイルとして出力される．検査時間は，4つの検査トータルで最低約31分かかる．4つの検査の一部のみを実施した場合や何らかの理由により途中で検査を中断した場合は，再開して未実施の検査を実施することも可能である．

　検査の適応は，自動車運転再開を希望する脳障害者で，公安委員会の定める適性試験の基準を満たし，神経心理学的検査や日常の行動観察より日常生活や社会生活に明らかな支障を生じるほどの高次脳機能障害はないと判定できる者である．麻痺などの身体機能のみの問題の方でも，認知反応時間，速度感覚，注意配分が基準からどの程度外れているか判定することは可能である．

3 使用方法，教示方法

1 ● 被験者登録

SiDSを起動して現れる図1の被験者情報のウインドウに氏名，年齢，性別を入力し決定ボタンをクリックする．次に，入力された被験者情報を表示するとともに検査項目や左アクセルを選択すると，図2のウインドウが現れる．脳障害者で右片麻痺を有し，右下肢でのペダル操作が困難な場合は，「左アクセル」をクリックしてチェックを入れると左側のペダルがアクセルペダル，右側のペダルがブレーキペダルとして操作可能となる．日を分けて検査を実施する場合は，検査名をクリックして実施する検査のみチェックが残るようにし，開始ボタンをクリックして検査を開始する．

過去に途中まで実施した検査の続きをするには，最初の図1の画面で診断再開のボタンをクリックする．すると被験者情報のウインドウが右に広がり，図3のように検査データ一覧のリストが現れる．日付や被験者名を手掛かりに再開したい検査を探し，診断再開のボタンをクリックすると図2のウインドウが現れ，追加の検査が可能である．またこの際に結果表示のボタンをクリックし検査結果を表示することでどこまで検査済みか確認することも可能である．

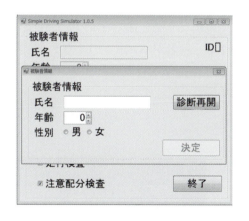

図1　被験者情報入力画面

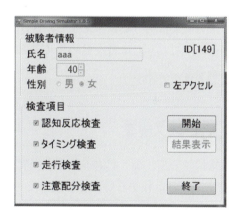

図2　検査項目選択画面

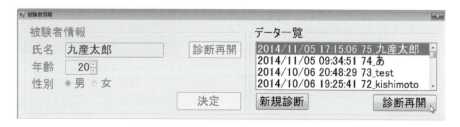

図3　診断再開時の過去の検査の選択画面

2● 認知反応検査

検査方法について，図4が表示されるので，「刺激に対してペダルを操作する検査です」と説明し，画面の文章の通り「信号が出るまでアクセルを踏んで下さい．赤信号が出たらブレーキを踏み続けて下さい．黄信号が出たらアクセルから足を離して下さい．青信号が出たらアクセルを踏み続けて下さい．できるだけ早く，正確に反応して下さい」と説明する．

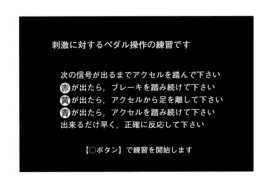

図4　認知反応検査の説明画面

【1】練習について

検者がハンドルの○ボタンを押し，練習を開始する．充分な練習を行いペダル操作のルールを理解したことを確認する．もし，被験者が理解していないようであれば，さらに理解するまで練習する．この時に靴が大きく，練習でアクセルペダルとブレーキペダルを同時に踏んでしまう方には，靴を脱いで実施してもらう．この際に，被験者がアクセルペダルとブレーキペダルを両足で操作していないか確認する必要がある．

【2】検査本番について

本番前に必ず，「アクセルとブレーキの間隔が狭いので，同時に踏まないように注意してください」，「検査時間は何分とは言えませんが，集中されているかどうかを見ているので最後まで頑張ってください．これから本番を始めます」と補足説明をする．検者がハンドルの×ボタンを押し，本番を開始する．

3● タイミング検査

検査方法について，図5が表示されるので，画面の文章の通り「車の走行する時間を推定する検査です」と説明する．図5の①を示し「ハンドルの○ボタンを押すと車が等速（同じ早さ）で右へ動き出します」，図5の②，③を示し「ビルの裏側を通過するのでいったん見えなくなりますが等速で走っているので車の先頭がビルから出てくるタイミングを予想して○ボタンを押して下さい」と説明する．「○ボタンを押さないとビルから車は出てきません」と補足説明をする．

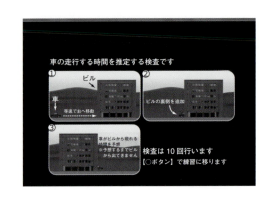

図5　タイミング検査の説明画面

【1】練習について

検者がハンドルの○ボタンを押し，練習を開始する．練習は2回繰り返すが，もし，被験者が理解していないようであれば，さらに2～3回追加する．

【2】検査本番について

「これから本番を始めます．検査は10回行います」と説明し，検者が×ボタンを押し，本番を開始する．

4● 走行検査

検査方法について，図6が表示されるので，「走行検査です」と説明し，画面の文章の通り「車間距離を開け過ぎないで先行車（前の青い車）を追従して下さい」と説明する．

【1】練習について

練習前に必ず，「ただし，あまりつめすぎると追突の危険が出てくるので，ご自分の判断で安全な車間距離を

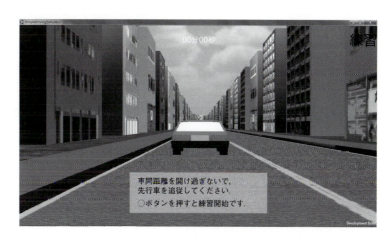

図6　走行検査の説明画面

とって下さい．センターオーバーや路肩乗り上げに注意して下さい．また練習では信号の色は変わりませんが，本番では信号の色が変わりますので信号の色に従って発車・停止して下さい」と補足説明をする．「練習は1回のみです．では練習を始めます」と説明し，検者がハンドルの○ボタンを押し，練習を開始する．約1分で「目的地に到着しました」と表示されるので，練習を終了する．

【2】検査本番について

「これから本番を始めます」と説明し，検者がハンドルの○ボタンを押し，本番を開始する．

5● 注意配分検査

検査方法について，図7が表示されるので，画面の文章の通り「注意配分を調べる検査です」と説明する．続いて，「信号の色が左，右，中央のどこかに表示されます．ペダル操作は認知反応検査と同じルールですので（ルールを再度説明する），できるだけ早く，正確に反応して下さい．それと同時に，中央にピンクと青の点が表示されます．ピンクの点は左右に不規則に動きます．青の点はハンドルと連動していますので，ハンドルを操作して2つの点を重ねるように近づけて下さい」と説明する．

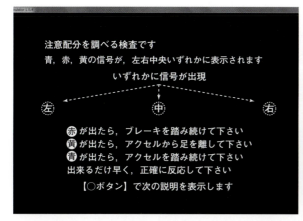 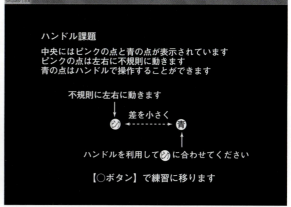

図7　注意配分検査の説明画面

【1】練習について

検者がハンドルの○ボタンを押し，練習を開始する．十分な練習を行いペダル操作やハンドル操作のルールを理解したことを確認する．もし，被験者が理解していないようであれば，さらに理解するまで練習する．

【2】検査本番について

本番前に必ず，「アクセルとブレーキの間隔が狭いので，同時に踏まないように注意して下さい」「はじめに行った認知反応検査と同様に検査時間は何分とはいえませんが，集中されているかどうかを見ているので最後まで頑張って下さい．これから本番を始めます」と補足説明をする．検者がハンドルの×ボタンを押し，本番を開始する．

6 結果の判定

4つの検査から測定される9項目のすべてが，標準域あるいは境界域であれば，「適性あり」と判定する．通常は実車教習に進み，合格すれば公安委員会の臨時適性検査を経て自動車運転再開へつなげる．9項目のうち，障害域が1～2個 and/or 走行検査時に「逸脱，衝突，信号無視」があった場合は，「適性なし」と判定する．ただし，被験者の希望があれば1～2か月後に再検査を行い，もし異常所見が消失すれば，「適性あり」と判断する．9項目のうち，障害域が3個以上あれば，「適性なし」と判定し，基本的には運転再開は医学的にすすめられないと説明する．それでもなお運転再開の希望があれば，3か月～半年後に再検査とする．

4 購入方法

近日中に新潟通信機[a]，竹井機器工業[b]より販売を開始する予定である．サポートについては原則として有償での対応となる．

5 まとめ

簡易自動車運転シミュレーター（SiDS）の使用方法について説明を行った．検査結果の信頼性を維持するために，検者から被験者への指示は指定の通りに行い，被験者が正しく操作できているか確認をしながら検査を行う必要がある．

■文　献

1) 合志和晃：自動車運転再開可否診断用検査システム．蜂須賀研二（編著）：高次脳機能障害者の自動車運転再開とリハビリテーション1．金芳堂，京都，96-101，2014．

連絡先　a) 新潟通信機株式会社：新潟市中央区上所中三丁目14番8号，TEL 025-282-1800，FAX 025-282-1845
　　　　b) 竹井機器工業株式会社：新潟市秋葉区矢代田619番地，TEL 0250-38-4131，FAX 0250-38-4799

14 自動車運転再開の指針と判断基準案

蜂須賀研二 | 門司メディカルセンター

1 はじめに

　1994年に半側空間無視の左片麻痺患者が自動車運転を再開して自損事故を生じた症例を経験したので，これを契機に自動車運転適性と技術評価プログラムを定めた[1]．2001年に高次脳機能障害支援モデル事業が開始され，高次脳機能障害者の社会参加促進の機運も高まり，自動車運転再開の相談をしばしば受けるようになった．しかし，リハビリテーション（以下，リハ）医療関係者が患者や家族に根拠のある助言をするのは困難であり，対応に難渋することも稀ではなかった．そのためリハ関係者の臨床経験や理念ばかりではなく，医学的な根拠が重要であり，社会的安全を確保するとともに患者・家族が自信をもって運転再開できることが大切と痛感するに至った．2013年に「高次脳機能障害者の自動車運転再開とリハビリテーション」に関する研究班を結成して[2]，医学的判断基準に関する検討を重ねてきたので，2015年1月の時点で研究班としての指針（Ver. 2）と判断基準案を解説する．

2 基本的立場

　運転免許証の交付は都道府県公安委員会が管轄し，業務は警視庁および都道府県警察本部交通部に委任されている（図1）．運転免許証の交付・更新，一定の病気に罹患した者の運転適性相談・臨時適性検査は公安委員会の専権事項であり，道路交通法に基づき運転免許試験場が執り行っている．医師やリハ・スタッフは医療法，健康保険法，関連する法規のもとで診療行為を行い，運転再開に関しても医学的な評価や判断はするが，あくまでも助言であ

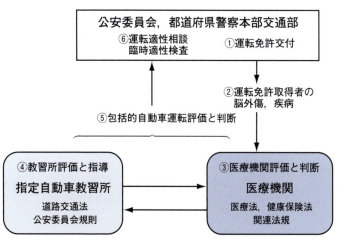

図1　運転再開に関係する機関と役割

り，運転再開可否の決定は道路交通法の範疇である．

　運転免許取得者が脳外傷や疾病により高次脳機能障害を生じた場合，医療機関で治療を受ける．自動車運転再開の希望があれば医療機関で所定の評価を行い，医学的に自動車運転再開可能と判断された患者には，指定自動車教習所で実車教習を主体とする教習所評価と指導を受けるようにすすめる．医療機関と教習所の評価を合わせて運転再開が可能と判断できれば，公安委員会の運転適性相談と臨時適性検査を受けるようにすすめる．公安委員会で最終的に合格となれば運転を再開する．

　医療機関の役割は診療（含むリハ）であり，一方，自動車教習所は，道路交通法と国家公安委員会規則に準拠して，指導員，運転コース，車両，教習内容や時間数を確保し講習を行うことである．高次脳機能障害者に対しては個別的教習が主体であり，実際の運転操縦，安全の保持，目的地への到達，環境認識と情報処理などを評価し指導する．包括的評価を行うには，医療機関と自動車教習所の両者が必要であるが，当然，実車教習費用は医療保険では賄えず，すべて患者負担となる．したがって，医学的に運転不適と判断した患者に実車教習を受けさせるのは，患者・家族には不適切な金銭的負担を強いることになり，教習所には不要な業務負担となる．認知症や半側空間無視など，医学的に運転が危険な状態であれば，たとえ研究目的であっても公道での実車教習は実施すべきではない．

　医療関係者は，医療機関，自動車教習所，公安委員会の役割と業務を熟知し，お互いを尊重しながら，自動車運転再開リハに取り組むことが大切である．

3　自動車運転再開の指針

1● 目的と対象

　高次脳機能障害者の自動車運転再開の指針（ver. 2）は，第一種の普通自動車免許（短称：普通免許）を取得している者が，脳外傷あるいは脳卒中を生じて医療機関でリハを施行するなかで，患者が自動車運転再開を希望した際のリハ医学的手順であり，患者・家族への助言や診断書作成に役立つことを想定している（表1）．なお，この指針は普通免許取得者が対象であり，トラックなどの大型自動車，フォーク・リフトやショベルローダーなどの特殊車両，第二種運転免許は対象外とする．

表1　高次脳機能障害者の自動車運転再開の指針（ver. 2）

1	普通免許取得者が脳外傷や疾病後に運転再開する際，患者・家族または公安委員会より医学的判断または診断書を求められたことを想定し，リハビリテーションの手順を定める．
2	必須の前提条件として，公安委員会の運転免許適性検査基準を満たしており，かつ免許取り消しまたは停止となる病気，認知症，アルコール・麻薬・覚醒剤中毒ではないことを確認する．
3	高次脳機能障害は軽度または回復し，日常生活や社会生活に明らかな支障を生じていないことを確認する（細目1）．
4	簡易自動車運転シミュレーター検査を実施し，「適性あり」と判定されること（細目2）．
5	条件2～4のすべてを満たし，リハビリテーション医学的に自動車運転再開が可能と判断できる場合，経験豊富な指定自動車教習所に依頼し，構内および路上教習を受け，「安全運転可能」と判定されること．
6	条件2～5のすべてを満たす場合，公安委員会の運転適性相談および臨時適性検査を受けることをすすめ，合格すれば運転を再開してもよい．

2 ● 必須の前提条件

　自動車運転再開リハを開始するには，対象者が公安委員会の「自動車等の運転に必要な適性についての免許試験」（いわゆる適性検査）基準を満たしていることが，必須の前提条件である（表1，吉野・加藤[3]の表1参照）．半側空間無視や同名半盲は，運転は危険であるが視力検査は合格してしまう[4]．シミュレーションで把握はできるが，通常の診療でとらえ事前に運転再開対象者から除外することが望ましい．適性検査の運動能力項目に「認知および操作の能力」とあるが，この場合の「認知」は視力検査などの口頭指示を理解して対応できるか否か等で判断されており，神経心理学的検査を行うものではない．これらのことから，高次脳機能障害者が適性検査を合格しても運転適性を保証できないが，少なくとも適性基準を満たしていない患者を運転再開対象者とすべきではない．

　もう一つの必須の前提条件は，免許の取り消しまたは停止となる病気（統合失調症，てんかん，再発性の失神，無自覚性の低血糖症，そううつ病，睡眠障害，安全な運転に必要な能力を欠く症状を呈する病気），認知症，アルコール，麻薬，大麻，あへんまたは覚醒剤中毒ではないことである（表1．詳細は塚本の解説[5]を参照のこと）．高次脳機能障害で臨床上問題となるのは認知症である．認知症の診断は精神科医や神経内科医により，米国精神医学会の「精神疾患の分類と診断の手引き」およびMRIや脳血流シンチなどに基づいて行われるが，認知症と診断されれば運転は禁止であり，公安委員会は運転免許を取り消すか効力を停止することができる[5]．米国神経学会でも，明らかな認知症と診断された患者は運転を止めるべきとしており[6]，我々の指針も認知症は自動車運転再開リハの対象外としている．一方，認知症疑いの患者や軽症認知症の一部は運転能力が保たれていることがあり，自動車以外に日常生活を維持する移動手段がない場合もあるので，運転を禁止するばかりではなく生活維持を踏まえた総合的な支援体制が必要である[7]．

3 ● 高次脳機能障害の診断

　次に，器質的病変により高次脳機能障害を生じたがその程度は軽度あるいは回復し，これにより生活に介助を要するほどの明らかな支障を生じていないことを確認する（表1, 2）．高次脳機能障害は生活に何らかの影響を及ぼすが，合併する身体障害の要素を除けば，社会生活に制約はあるが日常生活は自立していることが多い．高次脳機能障害のために生活に明らかな支障があり介助や助言を要する状態であれば，運転再開対象者とはならない．どの程度が軽度あるいは回復したとみなせるかを定めるのは容易ではないが，多くの施設で運転再開の評価が実施されることを想定して，比較的簡易に実施できる神経心理学的検査を選択し（表2），Mini-Mental State Examination（MMSE）では若年健常者の平均値±3SD[8]，他の4検査は±2SD[8-10]を「おおむね保たれている」目安とした．中高年に関して，MMSEでは一般的な基準値[11]を用いた．なお，これらの検査値は自動車運転再開の観点から適切であるか否かを継続して検討する必要がある．

4 ● 簡易自動車運転シミュレーター

　表2の机上課題に加え，運転操作の模擬的検査として簡易自動車運転シミュレーター（SiDS，竹井機器工業・新潟通信機）を用いることにした（表1, 3）[12]．なお，SiDS以外にも運転操作検査装置は，シミュレーター機能搭載可搬型運転操作検査器ACM300（日立ケーイーシステムズ），Hondaセーフ

表2 細目1（高次脳機能障害の判断と程度）

1	病歴，画像所見，神経学的所見，神経心理学的検査所見，日常生活や社会生活の情報や観察をもとに，器質的病変があり記憶障害，注意障害，遂行機能障害，社会的行動障害などの認知障害があることを総合的に判断する．
2	知的機能がおおむね保たれている． Mini-Mental State Examination：若年（15〜30歳）25点以上，中高年 24点以上
3	注意機能がおおむね保たれている． Trail Making Test A：若年 42秒以内，中高年 63秒以内 Trail Making Test B：若年 82秒以内，中高年 159秒以内
4	視空間構成能力がおおむね保たれている． Rey-Osterrieth 複雑図形：34点以上
5	記憶がおおむね保たれている． 三宅式記銘力検査 無関係対語3回目施行：若年 4点以上
6	遂行機能がおおむね保たれている． Frontal Assessment Battery：若年 15点以上，中高年 12点以上

［補足］
2〜6に簡易的な神経心理学的検査法を示すが，より詳細な評価法を用いてもよい（WAIS-Ⅲ，CAT, BIT, WMS-R, BADS など）．Trail Making Test の図版は縦型を用いた（本書第Ⅰ部の3 神経心理学的検査を参照）．「おおむね保たれている」ことの目安を示すが，数値のみではなく総合的に判断すること．ただし，半側空間無視や同名半盲を疑う場合は特に注意すること．

表3 細目2（簡易自動車運転シミュレーションの判定）

検査項目	認知反応検査（認知反応時間の平均値，標準偏差） タイミング検査（予測誤差の平均値，標準偏差） 走行検査（危険車間率） 注意配分検査（赤信号認知反応時間の平均値，標準偏差．黄信号平均値，標準偏差）
1	9項目のなかに障害域なし→「適性あり」
2	9項目のなかで障害域が1〜2個 and/or 走行検査時に「逸脱，衝突，信号無視」→「適性なし」 　ただし，後日再検査により問題所見が消失→「適性あり」 　依然として問題所見あり→「適性なし」
3	9項目のなかに障害域が3個以上→「適性なし」 　希望があれば，後日再検査を行ってもよい

ティナビ（本田技研工業），自動車運転シミュレーター DS-7000（三菱プレシジョン），運転適性検査装置 NT-132（新潟通信機），運転適性検査器 CG400（竹井機器工業）などが販売されており，これらの装置を用いてもよい．SiDS は診察室やリハ室における程度の簡易な装置で主に高次脳機能障害者の評価に用いられ，健常者の測定結果をもとに標準域，境界域，障害域が設定されているので判定に便利である．検査項目は，認知反応検査，タイミング検査，走行検査，注意配分検査からなり，9項目の測定値が得られる．危険車間率以外の8項目は，20〜39歳健常者の平均値±2SD を超えた値を障害域とし，すべての項目で障害域がない場合，「適性あり」とする（表3）．

5● 自動車教習所

自動車運転再開の指針に従い，運転免許適性検査基準を満たし，免許更新拒否や保留となる病気，アルコールまたは薬物中毒もなく，机上課題と SiDS により医学的に運転再開が可能と判断された対象者には，自動車教習所で実車教習を受けることをすすめる（表1）．構内および公道での実車教習で，「3：良好と思われる．安全運転に努めて下さい．」あるいは「2：条件付きで安全運転可能と思われる．」と判定された場合は[3]，公安委員会の運転適性相談および臨時適性検査を受けるようにすすめる．合

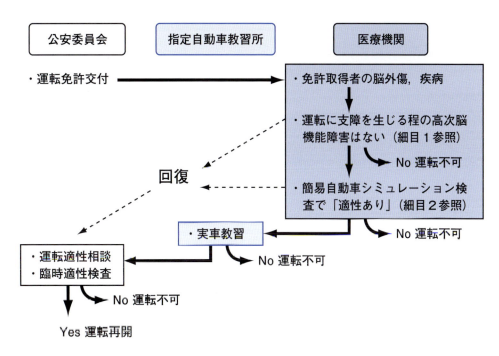

図2　運転再開の流れ図

格すれば運転を再開する．

　なお，自動車教習所で実車教習を行う前に公安委員会の臨時適性検査を受けるように指導している県もあり，臨時適性検査を受けるタイミングや路上教習の実施は地域の状況を優先すること．

4　今後の課題

　自動車運転再開の指針と判断基準案が適切であるか否かは，現在，多施設共同研究を実施して確認中であり，研究成果により若干の修正が加えられる可能性はある．高次脳機能がおおむね保たれていると判断する基準（表2）を示したが，SiDSを必ず実施するのであれば，若干基準を緩めてよいかもしれない．現時点では，点数ばかりではなくその他の診察所見や生活状況を含めて総合的に判断する余地はある．次に，医療機関評価と教習所評価の両者を実施するのを原則としたが，神経心理学的検査とSiDSの評価がきわめて良好であれば，図2には破線矢印で表示したが実車教習を省略できる症例もあるであろう．この点に関しても運用基準を検討する必要がある．また，長期経過観察により，自動車運転を再開した高次脳機能障害者が健常者と比較して事故発生率は同等あるいはそれ以下となることが期待される．

　一方，近年の技術革新は目覚ましいものがあり，高齢者や高次脳機能障害者の自動車運転を支援する補助装置が実用化されるならば，運転再開の判断基準も改訂する必要がある．運転支援補助装置の活用により高次脳機能障害者の自動車運転再開はより促進されるであろう．

5 おわりに

　高次脳機能障害者を対象とする自動車運転再開の指針と判断基準案を示した．簡易的な神経心理学検査と SiDS を用いて医学的に運転再開の適応ありと判断された者は自動車教習所で実車教習を行うことをすすめ，安全運転可能と指導された場合，公安委員会の運転適性相談と臨時適性検査を受ける手順を提案した．

■文　献

1) 蜂須賀研二，他：高次脳機能障害と自動車運転．認知神経科学 9：269-273，2007．
2) 蜂須賀研二：出版にあたって．蜂須賀研二（編著）：高次脳機能障害者の自動車運転再開とリハビリテーション 1．金芳堂，京都，4-5，2014．
3) 吉野修，他：机上課題と実車評価．蜂須賀研二（編著）：高次脳機能障害者の自動車運転再開とリハビリテーション 2．金芳堂，京都，93-96，2015．
4) 蜂須賀研二：高次脳機能障害者の自動車運転と社会参加．蜂須賀研二（編著）：高次脳機能障害者の自動車運転再開とリハビリテーション 1．金芳堂，京都，26-35，2014．
5) 塚本高広：わが国の自動車運転免許制度．蜂須賀研二（編著）：高次脳機能障害者の自動車運転再開とリハビリテーション 1．金芳堂，京都，10-17，2014．
6) 中村重信（監修）：痴呆疾患治療ガイドライン．臨床神経 42：781-833，2002．
7) 上村直人：認知症患者の自動車運転と社会参加．蜂須賀研二（編著）：高次脳機能障害者の自動車運転再開とリハビリテーション 1．金芳堂，京都，46-54，2014．
8) 岡﨑哲也，他：高次脳機能障害に使用される簡易な神経心理学的検査の青年標準値―Mini-Mental State Examination, Trail Making Test, Wisconsin Card Sorting Test パソコン版，三宅式記銘力検査―．Jpn J Rehabil Med 50：962-970，2013．
9) Ishiai S, et al：Unilateral spatial neglect in AD：significance of line bisection performance. Neurology 55：364-370, 2000.
10) 寺田達弘，他：Frontal Assessment Battery（FAB）の年齢による効果．神経心理学 25：51-56，2009．
11) 森悦朗，他：神経疾患患者における日本語版 Mini-Mental State テストの有用性．神経心理学 1：82-90，1985．
12) 合志和晃，他：簡易自動車運転シミュレーター（SiDS）の使用方法．蜂須賀研二（編著）：高次脳機能障害者の自動車運転再開とリハビリテーション 2．金芳堂，京都，98-102，2015．

索引

(——は上記の単語を表す)

英数

BADS	42
BIT 行動性無視検査	40, 74, 83
Clinical Assessment for Attention (CAT)	42, 83, 94
Community Integration Questionnare (CIQ)	49
Continuous Performance Test (CPT)	42
Disability Rating Scale (DRS)	46
Driving assessment scale (DAS)	85
fiber tractography	20
Frontal Assessment Battery (FAB)	83, 94
Functional Assessment Measure (FAM)	46
Functional Independence Measure (FIM)	46
Gennarelli 分類	15
Glasgow Coma Scale (GCS)	15, 17
KM 式安全運転助言検査	65
mild cognitive impairment (MCI)	8
mild traumatic brain injury (MTBI)	15, 17
Mini-Mental State Examination (MMSE)	36, 74, 79, 94
Rey-Osterrieth 複雑図形	38, 74, 83, 94
Road Test	75
Simple Driving Simulator (SiDS)	41, 83, 98, 105
Stroke Drivers Screening Assessment	95
TBI (外傷性脳損傷)	14, 44, 94
The 7 Minute Screen (7MS)	8
Trail Making Test (TMT)	37, 74, 79, 80, 83, 94
Useful Field of View (UFOV)	83, 95
WAIS-Ⅲ	39, 80, 83
WMS-R	40

日本語

あ行

アクセル	100
アルツハイマー病	7
安全運転法	65
医科歯科連携	59
維持期拠点型	55
一次性損傷	14
医療機関	104
ウェクスラー記憶検査法	40
運転技能の検定	64
運転再開可否	104
運転支援補助装置	107
運転シミュレーター	79, 80
運転操作検査装置	105
運転適性相談	104, 108
運転免許証	103
運転免許適性検査基準	106
運転リハビリテーション	72
運転を制限	11
運転を促進	11
愛媛モデル	54

か行

外傷後健忘	27
外傷後ストレス症候群 (PTSD)	48
外傷性脳損傷 (TBI)	14, 44, 94
——発生状況	18
回復期拠点型	54
拡散テンソル画像	20
画像診断	19
家族の負担	58
加点法	86
簡易自動車運転シミュレーター	41, 83, 98, 105
記憶障害	27

索引

基準行為	8
机上課題	94
技能検定員	70, 71
逆行性健忘	27
急性期拠点型	53
急性硬膜外血腫	19
急性硬膜下血腫	19
教育背景	48
教習指導員	71
局所性脳損傷	15
均霑化	53
軽度外傷性脳損傷（MTBI）	15, 48
軽度認知症	10
軽度認知障害	8
血管性認知症	7
減点法	86
減点方式	65
健忘	27
公安委員会	103
高次脳機能障害	8, 24
──支援	52
──診断基準	25
──の診断	105
──のリハビリテーション	31
講習予備検査	8
甲状腺機能低下症	7
構内講習	90
高齢者講習	71
高齢ドライバー	8
個人特性	48
雇用	45
雇用状況	48

さ行

支援拠点機関	52
支援コーディネーター	56
──の負担	58
支援者の負担	58
指針	104
失語症	26
実車観察評価	84
実車教習	106
実車講習	90
実車評価	79, 95
──の総合判定	80, 95
実車前評価	83, 93
指定自動車教習所	70
自動車運転再開	83
──とリハビリテーションに関する研究会	95
自動車運転評価	74
──，包括的	93
自動車運転免許	64
自動車教習所	64, 69, 104
社会的行動障害	29
社会的役割	48
重症度による分類	15
就労	44
──継続支援事業所	33
障害者総合支援法	52
場内コース	72
職業訓練	33
職能訓練プログラム	31
視力検査	93
遂行機能	28
遂行機能障害症候群の行動評価	42
頭蓋骨骨折	15
生活訓練	33
──プログラム	31
正常圧水頭症	7
精神障害者保健福祉手帳	49
前向性健忘	27
全体的の運転評価採点尺度	85
前頭前野背外側部	29
前頭側頭型認知症	7
走行検査	101
相談	57

た行

タイミング検査	100
地域支援ネットワーク	56
地域障害者職業センター	33
知能指数（IQ）	
──，言語性	39
──，全検査	39
──，動作性	39
注意障害	28
注意の持続性，選択性，分配	28
注意配分検査	101, 106
超高齢社会	7
停止	105
適性検査	105
適性試験の基準	93
適性相談	71

頭部外傷	14
──データバンク	17
──分類	15
同名半盲	93, 105
届出自動車教習所	70
ドライブレコーダー	75, 90
取り消し	105

な行

二次性損傷	14
認知症	7, 105
──ドライバー	9
認知反応検査	100
認知リハ	32
脳挫傷	19
脳卒中患者の復職	46
脳内血腫	19

は行

半側空間無視	83, 93, 105
判定	102
反応時間検査	80
繁忙期	71
被験者登録	99
微小出血	19
びまん性軸索損傷	19
びまん性脳損傷	15
病識欠如	30
標準注意検査法（CAT）	42, 79
病前運転傾向	88
病前運転状況	88
フィードバック	91
フォローアップ	91
復職	44
──率	44
普通免許取得者	104
ペーパードライバー講習	70
ペダル	100
包括的評価	104

ま行

慢性硬膜下血腫	7
三重モデル	55
三宅式記銘力検査	94
モデル事業	34
問題運転行動	8

や行

有効視野	95
予測要因	46

ら行

臨時適性検査	71, 81, 104, 107
臨床認知症尺度	10
臨床病理学的分類	15
レビー小体型認知症	7
連続したケア	56
路上講習	90, 91

高次脳機能障害者の自動車運転再開とリハビリテーション 2

2015年5月15日　第1版第1刷 ⓒ

編　著	蜂須賀研二　HACHISUKA, Kenji	
発行者	宇山閑文	
発行所	株式会社金芳堂	
	〒606-8425 京都市左京区鹿ヶ谷西寺ノ前町34番地	
	振替　01030-1-15605	
	電話　075-751-1111（代）	
	http://www.kinpodo-pub.co.jp/	
制　作	株式会社見聞社	
印　刷	株式会社サンエムカラー	
製　本	有限会社清水製本所	

落丁・乱丁本は弊社へお送り下さい．お取り替え致します．

Printed in Japan
ISBN978-4-7653-1639-2

JCOPY　<（社）出版者著作権管理機構　委託出版物>

本書の無断複写は著作権法上での例外を除き禁じられています．複写される場合は，そのつど事前に，（社）出版者著作権管理機構（電話 03-3513-6969, FAX 03-3513-6979, e-mail: info@jcopy.or.jp）の許諾を得てください．

●本書のコピー，スキャン，デジタル化等の無断複製は著作権法上での例外を除き禁じられています．本書を代行業者等の第三者に依頼してスキャンやデジタル化することは，たとえ個人や家庭内の利用でも著作権法違反です．